Heleno Costa Junior

QUALIDADE E SEGURANÇA EM SAÚDE:
os caminhos da melhoria via Acreditação Internacional

RELATOS, EXPERIÊNCIAS E PRÁTICAS

Rio de Janeiro - 1ª edição - 2015

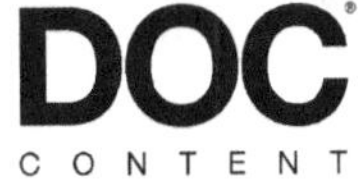

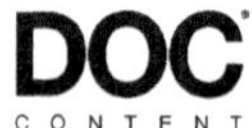

SP Av. Santa Catarina, 1.521 - Sala 308 - Vila Mascote - SP - (11) 2539-8878
RJ Estrada do Bananal, 56 - Jacarepaguá - Rio de Janeiro - RJ - (21) 2425-8878
USA 4929 Corto Drive - Orlando - FL - 32837 - 1 (321) 746-4046
www.universodoc.com.br | atendimento@doccontent.com.br

Diretor
Renato Gregório

Diretor digital
Marconde Miranda

Gerente comercial
Karina Maganhini

Gerente de marketing
Valeska Vidal

Coordenadores editoriais
Bruno Aires e Mariana Moreira

Produção editorial
Carla Dawidman

Revisão
Adriano Bastos

Coordenadora de design gráfico
Danielle V. Cardoso

Capa e diagramação
Douglas Almeida

Gerentes de relacionamento
Beatriz Piva, Camila Kuwahara, Sâmya Nascimento e Selma Brandespim

Coordenadora administrativa
Cintia Vasconcelos

Produção gráfica
Pedro Henrique Soares, Thamires Cardoso e Viviane Coutinho

Costa Junior, Heleno.

Qualidade e segurança em saúde: os caminhos da melhoria via Acreditação Internacional - relatos, experiências e práticas / Heleno Costa Junior - Rio de Janeiro: DOC Content, 2015. 1ª edição - 188 p.

ISBN 978-85-8400-018-0

1. Qualidade e segurança em saúde: os caminhos da melhoria via Acreditação Internacional - relatos, experiências e práticas. I. Costa Junior, Heleno. (I- Título)

CDD-658.159.32

Sumário

Introdução 9

Capítulo 1 11
Os conceitos e características da qualidade e segurança em saúde

Capítulo 2 23
A segurança como dimensão da avaliação da qualidade

Capítulo 3 40
A acreditação como caminho para melhoria da qualidade e segurança

Capítulo 4 64
A construção da estrutura de gestão da qualidade e segurança

Capítulo 5 81
Como se preparar para uma avaliação de qualidade e segurança

Capítulo 6 120
Como capacitar equipes e profissionais para projetos de melhoria

Capítulo 7 129
Aspectos práticos na melhoria dos processos de cuidado ao paciente

Capítulo 8 171
Aspectos práticos na melhoria dos processos de administração de uma
instituição de Saúde

Referências e sites 186

“

A lição que se tornou a principal referência de minha vida profissional foi o entendimento de que, além de definir objetivos e metas a alcançar, mais importante é aprender a construir e saber utilizar os desvios e as pontes para vencer os obstáculos, para assim, mesmo não alcançando esses objetivos e metas, poder chegar o mais perto possível deles

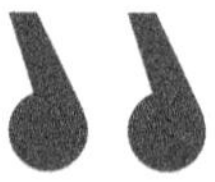

Heleno Costa Junior

Prefácio

A questão da qualidade e segurança tem evoluído ainda de forma lenta, mas já se verificam resultados positivos ao longo do tempo. É possível afirmar isso tendo em vista o movimento dessa evolução, uma vez que algumas instituições já estão alcançando o terceiro ou quarto ciclo de reacreditação e apresentam um reconhecido diferencial de qualidade e segurança que vai se aprimorando de forma consistente. Somos da equipe do Consórcio Brasileiro de Acreditação (CBA), que é, no Brasil, o representante da Joint Commission International (JCI), a entidade mais abrangente, hoje, de modo global, e com o maior número de instituições acreditadas nos diferentes continentes, ultrapassando, no momento, um total de 700, até o início de 2015, conforme informado no site da JCI (www.jointcommissioninternational.org). No Brasil, foram acreditadas 64 instituições ao final de 2014.

Nosso trabalho envolve todo um conjunto de ações que visam, objetivamente, implementar e avaliar diversos requisitos de padrões internacionais que são desenvolvidos e aplicados pela JCI. Com esses padrões, as instituições têm a oportunidade e chance de evoluírem na melhoria contínua da qualidade e segurança de seus processos de cuidados aos pacientes e da gestão de seus serviços. É um trabalho de base, que necessita introduzir conceitos e princípios com os quais muitas instituições e seus profissionais sequer tiveram contato.

O autor desta publicação faz parte de nossa equipe e é um dos principais agentes dos processos de implantação desses critérios de melhoria da qualidade e segurança, em que atuou até recentemente na função atual de Coordenador de Educação do CBA, além de atuar como Assessor de Relações Institucionais e ainda manter a função de Educador Especialista. A experiência agora será também ampliada com a nova função de Gestor do Instituto de Conhecimento, Ensino e Pesquisa (Icep) de uma instituição acreditada pelo CBA-JCI, qual seja, o Hospital Samaritano de São Paulo, que já alcançou o seu quarto selo de reacreditação internacional em 2013. Nesse seu trabalho de coordenar uma equipe de profissionais de saúde, que atuam nas instituições como educadores de projetos ou ações de melhoria da qualidade e segurança, além de sua própria formação e trabalho profissional ao longo do tempo, o autor acumulou significativo conhecimento sobre o tema, e também possui uma larga experiência que foi lapidada por meio de fatos vivenciados pessoalmente ou por meio de sua equipe. Esse conhecimento o levou também a ser convidado e fazer parte, até maio de 2015, do Comitê Internacional de Padrões da JCI e do Comitê de Acreditação da International Society for Quality in Healthcare, a ISQua.

Sendo assim, foi estimulado e convidado a compor esta publicação, na qual descreve e relata, em uma linguagem mais direta e prática, os conceitos, princípios, métodos, meios, instrumentos e ações práticas para conhecer, compreender, introduzir e implementar o conjunto de requisitos e critérios definidos e estabelecidos pelos padrões que usam referenciais internacionais para promover a efetiva melhoria da qualidade e segurança dos cuidados prestados ao paciente nas instituições de saúde em geral.

É um prazer integrar este trabalho, por meio de sua apresentação, o qual poderá, tenho certeza, contribuir de forma bem positiva com a proposta de uma evolução mais rápida e consistente da qualidade e segurança em saúde, permitindo, assim, alcançar resultados cada vez mais satisfatórios para os principais interessados, ou seja, os pacientes.

Aproveitem ao máximo a leitura, e parabéns ao autor Heleno Costa Junior.

Maria Manuela Pinto Carneiro Alves dos Santos
Superintendente Executiva do CBA

Introdução

Esta publicação se propõe a uma abordagem diferenciada. Nessa nova função de escritor, não pretendo me deter ou tratar apenas dos aspectos conceituais sobre qualidade e segurança em saúde ou mesmo acreditação. Considerando minhas atividades profissionais mesmo antes de ingressar, em 1998, em uma inovadora agência que trazia a metodologia de acreditação internacional para o Brasil, o Consórcio Brasileiro de Acreditação (CBA), já tinha adquirido experiência em projetos de melhoria da qualidade em uma grande empresa, onde também iniciei a construção dos conhecimentos que, ao longo da carreira, fui, oportunamente, aprimorando e aplicando nas instituições em que realizei esses trabalhos como parte de minhas atribuições cotidianas no CBA.

Eram outros tempos. Os conceitos e modelos práticos de melhoria da qualidade estavam ainda sendo adaptados para o cenário dos serviços de saúde. Indústrias, empresas de aviação, as que utilizavam ou produziam energia nuclear e outros ramos de atividades já se beneficiavam de práticas adotadas e aprimoradas desde as décadas de 1980 e 1990. Na Saúde ainda predominava a ideia, equivocada, de que as próprias competências das instituições e dos profissionais eram suficientes para garantir resultados satisfatórios. Uma das lógicas desse entendimento equivocado era a especificidade das práticas e o domínio das especialidades atribuídas, por exemplo, aos profissionais médicos. Ainda não havia métodos ou medidas estabelecidas para mensurar a qualidade dos processos assistenciais. Para os processos de gestão já tinham sido adotados alguns indicadores que tratavam especificamente dos aspectos quantitativos dos resultados apresentados pelas organizações ou serviços de saúde.

Em outros países já se experimentava a utilização de critérios e medidas para avaliar a qualidade dos processos assistenciais. Eram os avanços que delineavam a evolução e posterior sedimentação dos modelos de acreditação para sistemas e serviços de saúde. Criada em 1951, nos Estados Unidos, a partir da constituição da Joint Commission on Accreditation of Hospitals (JCAH), a lógica da avaliação baseada em padrões espalhou-se a partir das décadas de 1970 e 1980 para diferentes regiões do mundo. O Canadá antecedeu essas décadas, pois participou do movimento de criação da JCAH nos Estados Unidos e, logo, em 1959, criou seu modelo nacional.

Foi um longo caminho até essa experiência chegar ao Brasil. No mesmo ano em que foi criado o Consórcio Brasileiro de Acreditação (CBA), em 1998, também foi criada a Joint Commission International (JCI) - que é o braço internacional da atual The Joint Commission, antiga JCAH dos Estados Unidos -, e, em 1999, a Organização Nacional de Acreditação (ONA), que trazia uma proposta de um modelo baseado em padrões adaptados para a realidade nacional.

Como profissional, atuo no CBA desde sua criação e tenho, portanto, acompanhado o avanço da aplicação de uma metodologia que utiliza padrões internacionais de acreditação. O acordo de acreditação internacional conjunta que o CBA firmou com a JCI permitiu-me ultrapassar as fronteiras da realidade brasileira e experimentar o que instituições e profissionais em outros países do mundo também vivenciavam com o uso de programas de acreditação. Até recentemente, participava como membro do comitê de padrões da JCI, ao qual se reúnem especialistas das cinco regiões do planeta para discutir e definir os padrões e requisitos que serão incluídos nos manuais utilizados pela JCI em todo o mundo. Também como profissional do CBA, que é membro da federação internacional que congrega a International Society for Quality in Healthcare (ISQua), tive o privilégio de compor o Comitê de Acreditação e Padrões dessa entidade, que é responsável pela definição dos manuais e pelos processos de avaliação de agências ou organizações acreditadoras no mundo.

Nesta publicação, portanto, pretendo utilizar todas as oportunidades práticas que esse legado profissional me proporcionou e dividi-las com os leitores. É uma iniciativa de constituir não somente referenciais teóricos, que já estão disponíveis em inúmeras publicações sobre o tema, mas, sim, de compor um conjunto de vivências e evidências de como as melhorias de qualidade e segurança podem ser efetivamente implementadas e se constituírem como resultados de conformidades frente aos padrões e requisitos dos manuais de acreditação, em especial, os de abrangência internacional.

Capítulo 1

Os conceitos
e características da qualidade e da segurança em saúde

Refletindo...

A qualidade se inicia com atitudes individuais. Quando estamos em uma função ou ação coletiva, os elementos da qualidade individual necessitam ser integrados e harmonizados.

Questionando...

A gestão da qualidade pode ser feita de forma abrangente ou institucional, sem que haja a proposta de se potencializar as características da qualidade de cada indivíduo ou profissional?

Contexto da avaliação de qualidade em saúde

A inda hoje nos questionamos o quanto é possível avaliar a qualidade de qualquer cuidado ou serviço que recebemos ou necessitamos por parte de uma instituição de saúde. A primeira dificuldade encontrada é o fato de que a maioria dos usuários não domina a linguagem ou terminologia utilizada no ambiente dos profissionais e das instituições de saúde. Outro fator é a inexistência ou inconsistência de parâmetros ou critérios para medir a qualidade desses cuidados ou serviços. Como pode um usuário de um determinado serviço avaliar se a cirurgia foi exatamente aquela proposta e se o resultado foi satisfatório? Como pode também avaliar se uma consulta médica foi adequada frente a suas necessidades? Uma citação contida na *Revista Brasileira de Enfermagem*, publicação da Associação Brasileira de Enfermagem (ABen, 2006) pode ser tomada como uma reflexão: "Desde que teve início o atendimento médico-hospitalar, pôde-se identificar uma preocupação com a qualidade, uma vez que parece pouco provável o fato de alguém atuar sobre a vida de seu semelhante sem manifestar a intenção de fazê-lo com a melhor qualidade possível".

Alguns aspectos podem ser percebidos ou tomados como referenciais, mas, em geral, têm caráter subjetivo. Pode-se citar a satisfação pela atenção do profissional que nos atende, as instalações onde o cuidado é prestado, o tempo de espera ou de realização de um procedimento, entre outros. Nesse contexto, como entendemos que é difícil avaliar isoladamente a qualidade de um serviço ou tratamento, seria lógico vermos como ainda mais desafiador uma avaliação de elementos relacionados com a segurança. Seria importante perceber que, além da cordialidade do profissional de saúde, se faz necessário verificar se também é competente o bastante para prestar o cuidado ou realizar um procedimento mais complexo, como uma anestesia ou uma cirurgia; ou, ainda, se o equipamento, além de parecer novo ou moderno, também está funcionando adequadamente, como um monitor que controla os dados cardíacos ou respiratórios de um paciente em um centro de tratamento intensivo ou um endoscópio que vai ser introduzido no estômago de um paciente.

São, assim, perguntas que, cada vez mais, devemos fazer quando há a necessidade da prestação de um cuidado ou de um atendimento em um serviço de saúde. Essas questões começaram a ser mais relevantes quando estudos e publicações internacionais, especialmente em países desenvolvidos, apresentaram dados alarmantes sobre o que estava acontecendo em suas instituições de saúde. Esses dados tratavam mais diretamente da questão da segurança, uma vez que algumas metodologias já estavam sendo utilizadas para avaliar a qualidade em diferentes países, cujos principais relatos destacavam a acreditação de serviços de saúde, que teve origem na criação da Joint Commission on Accreditation of Hospitals (JCAH), em 1951, nos Estados Unidos.

Não se deve entender a qualidade como algo abstrato. Estabeleça referenciais técnicos e científicos para classificá-la. Crie uma definição objetiva para concretizar o entendimento sobre o que é de fato qualidade mensurável!

Uma primeira necessidade nesse objetivo de avaliar a qualidade é a própria pergunta sobre o que é qualidade. Qual é o conceito aplicado? Que elementos ou parâmetros podem constituir a qualidade em saúde? Diferentes fontes e publicações podem auxiliar na busca das respostas para as perguntas. Não farei aqui uma revisão bibliográfica ou de literatura. No capítulo que aborda a construção da estrutura de gestão da qualidade e segurança, apresentarei, de forma direta, alguns dos conceitos mais utilizados que tenho encontrado no transcorrer de minha vida profissional. Esse é um pressuposto, isto é, quando se vai implantar um programa de gestão de qualidade, se faz necessária essa definição conceitual, de forma clara e objetiva, assim como é fundamental que se estabeleça a metodologia a ser adotada, configurando-se o desenho lógico do programa.

A competência para se avaliar qualidade em saúde não faz parte do currículo comum da formação e do aprendizado profissional. Não basta ser graduado em Medicina, Nutrição, Enfermagem ou outra categoria profissional para assumir essa competência. Fica muito claro, nas avaliações que realizamos nas instituições de saúde, que os profissionais, de forma geral, desenvolvem suas atividades assistenciais, mas não têm, não conhecem ou ainda não utilizam critérios ou parâmetros para medir o resultado de seu trabalho. Conceitos, princípios ou métodos associados com avaliação de qualidade em saúde não fazem parte do referencial teórico que é apresentado nas escolas de formação profissional.

Muito recentemente tem se discutido a importância de se incluir esses elementos no currículo das escolas de saúde. Um exemplo é o trabalho desenvolvido pela Association of American Medical Colleges - AAMC (Associação Americana de Escolas de Medicina, em inglês. *Link*: <https://www.aamc.org/initiatives/cei/te4q/>). A AAMC criou um programa de *Ensino para Qualidade* (*Teaching for Quality*), direcionado para ensinar melhoria da qualidade e segurança do paciente para estudantes de Medicina, residentes e outros médicos, buscando treinar os profissionais na prática clínica, introduzindo o conceito da qualidade como parte do ensino no dia a dia.

Outra iniciativa foi o *Multi-professional Patient Safety Curriculum Guide* (*Guia Multiprofissional do Currículo de Segurança do Paciente*, em inglês. *Link*: http://www.who.int/patientsafety/education/curriculum/en/>), da Organização Mundial da Saúde (OMS), lançado em outubro de 2011. O objetivo da divulgação do guia é orientar universidades e escolas voltadas à formação de médicos, dentistas, obstetras, enfermeiros e farmacêuticos a ensinarem temas a respeito de segurança do paciente. O guia também dá suporte a programas de treinamento para todos os demais profissionais de saúde nos conceitos prioritários envolvendo segurança do paciente. O trabalho da OMS teve como base um estudo do The Australian Council for Safety and Quality in Health Care - ACSQH (Conselho Australiano para a Segurança e Qualidade em Saúde, em inglês), do qual se originou o desenvolvimento de uma ferramenta voltada para incluir elementos da segurança do paciente na educação de profissionais de saúde daquele país (*link*: <http://qualitysafety.bmj.com/content/15/6/437.full>). No Brasil, a Associação Paulista de Medicina tem, em sua estrutura de educação médica, um Comitê Multidisciplinar de Administração em Saúde, em que a questão da qualidade e segurança é discutida e tem seu lugar na oportunidade de ampliar a abordagem desses temas no ambiente da formação médica e do trabalho profissional.

Avaliar é considerada uma atividade ou tarefa de execução difícil. Várias publicações e autores buscaram conduzir estudos para contribuir com a pesquisa sobre o tema e propor conceitos a respeito de avaliação. Como parte de meu progresso profissional, fui aprovado para um programa de mestrado cuja linha de estudo era justamente essa, tendo como área de concentração a Avaliação de Sistemas, Programas e Instituições. Nele, alcancei o título de mestre em Avaliação em 2013. O mestrado foi desenvolvido pela Fundação Cesgranrio, do Rio de Janeiro, com o diploma emitido pela Pró-Reitoria de Graduação da Universidade Federal do Rio de Janeiro (UFRJ). Nessa oportunidade, tive acesso a uma extensa publicação de 730 páginas, intitulada *Avaliação de Programas - Concepções e Práticas*, de Blaine Worthen, James Sanders e Jody Fitzpatrick, estudiosos do assunto, professores e pesquisadores de renomadas instituições americanas, como as Universidades de Utah, de Michigan e do Colorado, respectivamente. No Brasil, essa publicação foi traduzida e publicada por meio de uma parceria com a Universidade de São Paulo (USP), em que sua editora, a EDUSP, ficou responsável pela tradução, produção e comercialização do livro, em acordo com a Editora Gente, o Instituto Ayrton Senna e o Instituto Gente. A primeira edição em português foi lançada em 2004.

Segundo Worthen, Sanders e Fitzpatrick não há uma unanimidade, mesmo entre avaliadores, quanto a uma definição do que é avaliar. Os autores destacam que, entre os conceitos difundidos, o mais aceito é o apresentado por Michael Scriven em 1967, que define avaliação como o julgamento de valor ou mérito de alguma coisa. Scriven foi presidente da American Evaluation Association - AEA (Associação Americana de Avaliação, em Inglês) uma instituição profissional para avaliadores e outros com interesse profissional no campo da avaliação (site: <http://www.eval.org/>).

Worthen, Sanders e Fitzpatrick citam, ainda, outra definição que inclui a estimativa da extensão do grau no qual os objetivos específicos de um determinado programa foram alcançados, mas destacam que esse conceito pode estar entre os que consideram menos úteis. Os autores também abordam linhas de estudos que apontam uma equiparação entre avaliação e auditoria, em consonância com variantes utilizadas no controle de qualidade. Destacam, ainda, outra definição, que é o ato de coletar e apresentar informações que possibilitem às pessoas que tomam decisões atuarem de maneira mais inteligente. Por fim, apresentam uma última definição: "avaliação é a identificação, esclarecimento e aplicação de critérios defensáveis para determinar o valor (ou mérito), a qualidade, a utilidade, a eficácia ou a importância do objeto avaliado em relação a esses critérios". Posso considerá-la muito apropriada, levando em conta os objetivos de um programa de acreditação.

A função ou atividade de avaliador exige dos profissionais, portanto, um conjunto de conhecimentos e de competências específicas, frente aos métodos, critérios ou padrões utilizados por diferentes metodologias ou programas para avaliar. A acreditação é um exemplo de metodologia que utiliza, em sua lógica de aplicação, os diversos elementos presentes na definição apresentada por Worthen, Sanders e Fitzpatrick, que permitem, de fato, julgar a qualidade, a utilidade e a eficácia dos sistemas ou serviços de saúde.

Portanto, os profissionais que vão atuar como avaliadores necessitam passar por um processo de formação que os habilite a avaliar a partir de padrões específicos, aplicáveis conforme a metodologia definida e, ainda, o perfil da instituição avaliada, se hospital, de serviços ambulatoriais, de atenção primária, de atenção domiciliar, de cuidados prolongados, entre outros, conforme determinados pelos manuais da JCI.

Na linha dos estudos posteriormente desenvolvidos pelos autores supracitados, Contandriopoulos *et al.*, ainda em 1997, citam que o fundamento de avaliar consiste na possibilidade de fazer um julgamento de valor sobre uma ação ou intervenção ou, ainda, sobre seus componentes, com a chance de ajudar na tomada de uma decisão. Os componentes do conceito - julgar e tomar uma decisão - devem ser complementares. Não há objetivo em avaliar, emitindo um julgamento, se também não houver o propósito de agir para corrigir, melhorar ou aperfeiçoar o que está sendo objeto da avaliação.

Avaliar não é um processo simples. Faz-se necessário estabelecer critérios e ferramentas justas e apropriadas ao objeto do que se pretende avaliar. Não julgue ou não estabeleça valor sobre aquilo que lhe possa parecer o que de fato não o é!

Quando se pretende avaliar a qualidade de sistemas, serviços ou processos de saúde, é importante entender o conceito de qualidade aplicado a esse contexto específico. Um profissional considerado inovador no campo da avaliação da qualidade em saúde foi o professor doutor Avedis Donabedian. Nascido em Beirute, no Líbano, formou-se em Medicina na Universidade Americana de sua cidade natal, em 1944, onde posteriormente atuou como professor e diretor geral. Com a instabilidade política em seu país, Donabedian optou por mudar para os Estados Unidos, onde trabalhou como professor e pesquisador na Escola de Medicina de Nova Iorque e na Universidade de Michigan.

Ao longo de sua carreira profissional Donabedian elaborou e publicou vasto material técnico e científico voltado para a pesquisa, fomento e aplicação de práticas, ferramentas e instrumentos relacionados com melhoria da qualidade em saúde. O conjunto de suas publicações e estudos ainda hoje é uma das maiores fontes de dados e informações para pesquisadores, estudiosos, gestores e profissionais de saúde em geral, especialmente aqueles que têm interesse e/ou atuam com programas de gestão da qualidade. A história de vida profissional de Donabedian também foi, por si só, o exemplo prático de suas teorias, assim como de outros pesquisadores e estudiosos dos quais ele também buscava conhecimento para aprofundar ou aprimorar seus estudos e publicações. As bases conceituais e princípios utilizados pela The Joint Commission (TJC) dos Estados Unidos, e sua subsidiária a Joint Commission International (JCI), também foram constituídas a partir de seus estudos e trabalhos.

A qualidade nem sempre está visível aos nossos olhos. Para percebê-la é preciso treinar, aguçar, desenvolver uma capacidade de enxergá-la!

Como profissional que atua em processos de educação, capacitação e avaliação sobre qualidade e segurança em saúde, também sou um seguidor dos trabalhos publicados por Donabedian. Considero como um de seus destaques o livro *The Seven Pillars of Quality* (Os Sete Pilares da Qualidade, em inglês), de 1990. Nessa obra estão descritas suas "dimensões da qualidade", que, ainda hoje, servem como parâmetros objetivos para uma análise ou avaliação dos serviços prestados por instituições de saúde.

A lógica de definir essas dimensões vai ao encontro do que foi anteriormente citado neste capítulo, quando relatei a dificuldade para se avaliar qualidade no âmbito da saúde. Donabedian estruturou uma série de elementos e características que podem ser consideradas como relevantes na prestação de cuidados a um paciente, às quais chamou "dimensões". Estas compreendem: efetividade, eficiência, eficácia, equidade, aceitabilidade, otimização e legitimidade. Veja, no quadro 1, abaixo, as sete dimensões da qualidade apresentadas por Donabedian em 1990.

Quadro 1: sete dimensões da qualidade

Eficácia	Capacidade de a arte e a ciência da Medicina produzirem melhorias na saúde e no bem-estar. Significa o melhor que se pode fazer nas condições mais favoráveis, dado o estado do paciente e mantidas constantes as demais circunstâncias.
Efetividade	Melhoria na saúde, alcançada ou alcançável nas condições usuais da prática cotidiana. Ao definir e avaliar a qualidade, a efetividade pode ser mais precisamente especificada como sendo o grau em que o cuidado, cuja qualidade está sendo avaliada, alça-se ao nível de melhoria da saúde que os estudos de eficácia têm estabelecido como alcançáveis.
Eficiência	Medida do custo com o qual uma dada melhoria na saúde é alcançada. Se duas estratégias de cuidado são igualmente eficazes e efetivas, a mais eficiente é a de menor custo.
Otimização	Torna-se relevante à medida que os efeitos do cuidado da saúde não são avaliados em forma absoluta, mas relativamente aos custos. Numa curva ideal, o processo de adicionar benefícios pode ser tão desproporcional aos custos acrescidos, que tais "adições" úteis perdem a razão de ser.
Aceitabilidade	Sinônimo de adaptação do cuidado aos desejos, expectativas e valores dos pacientes e de suas famílias. Depende da efetividade, eficiência e otimização, além da acessibilidade do cuidado, das características da relação médico-paciente e das amenidades do cuidado.
Legitimidade	Aceitabilidade do cuidado da forma em que é visto pela comunidade ou sociedade em geral.
Equidade	Princípio pelo qual se determina o que é justo ou razoável na distribuição do cuidado e de seus benefícios entre os membros de uma população. A equidade é parte daquilo que torna o cuidado aceitável para os indivíduos e legítimo para a sociedade.

Fonte: Donabedian A. The Seven Pillars of Quality. 1990

Essa compilação de elementos e características proporcionou a construção de um olhar mais consistente, permitindo orientar e direcionar profissionais e gestores para uma avaliação mais estruturada dos serviços e atividades de saúde. O autor, utilizando a teoria do modelo de sistemas ou sistêmico (DONABEDIAN, 1980), introduziu a adoção de indicadores de estrutura, processo e resultado, adaptando-os ao ambiente de saúde. Aqui me apoio na literatura, nos anos dedicados ao meu trabalho e na experiência adquirida para propor uma leitura mais prática das aplicações desses indicadores, conforme apresentado a seguir:

• Indicadores de Estrutura podem indicar a condição de uso real e sua adequação dentro de um sistema, serviço ou processo de saúde, incluindo elementos do ambiente físico, de equipamentos, de pessoal, de material, de informação, financeiro e documental. Exemplos clássicos: número de profissionais por leito, número de respiradores por leito intensivo, capacidade instalada de salas cirúrgicas, capacidade produtiva de equipamentos diagnósticos, valor investido por leito instalado, entre outros. São indicadores que expressam, em sua essência, dados de valor quantitativo, mas que apoiam análises qualitativas.

• Indicadores de Processo podem mostrar o grau de execução ou de desenvolvimento de certo processo ou atividade, de relevante, abrangendo a capacidade ou competência de quem o executa ou a adequação de sua técnica e aplicação. Exemplos clássicos: ocorrência de flebites por punção venosa; ocorrência de traumas ou danos por inserção de cateteres ou sondas; registros completos em prontuários por categoria profissional, utilização ou adesão de protocolos clínicos por especialidades, preenchimento de rótulos de soro por turno de trabalho, entre outros. São indicadores que podem incluir tanto dados quantitativos quanto qualitativos, em função da necessidade da análise, mas que se direcionam mais para a identificação de problemas ou condições da execução/realização e do uso da técnica, em lugar dos recursos disponíveis

• Indicadores de Resultados podem indicar o alcance de um objetivo ou de uma meta prevista ou definida para o processo ou atividade em questão. Apontam de forma mais clara o que de fato se alcançou na implementação ou no desenvolvimento de uma ação ou de uma melhoria proposta. Exemplos clássicos: redução de óbitos de paradas cardiorrespiratórias em unidades não intensivas, efetividade do uso de protocolos clínicos (desfechos), redução de taxas de infecção em sítios cirúrgicos, aumento do número de procedimentos diagnósticos, aumento do percentual de desempenho do corpo médico por avaliação, entre outros. São indicadores que traduzem o quanto determinadas mudanças ou correções de rumo de fato foram satisfatórias. Também incluem elementos quantitativos, mas sua principal análise está na qualidade da ação que foi implementada

Outros estudos foram desenvolvidos com o evoluir do processo de avaliação da qualidade, propondo ajustes ou adequações no que Donabedian apresentou como as sete dimensões. Uma referência nessa linha foi o estudo intitulado *Crossing the Quality Chasm: A New Health System for the 21st Century (Atravessando o Caos da Qualidade: Um Novo Sistema de Saúde para o Século 21)*, que foi produzido em 2001 pelo Comitê de Qualidade em Saúde na América do Institute of Medicine (IOM) (Instituto de Medicina) dos Estados Unidos, que é um braço da Academia Nacional de Ciências daquele país (http://www.iom.edu/Reports/2001/Crossing-the-Quality-Chasm-A-New-Health-System-for-the-21st-Century.aspx). O estudo tratou das dificuldades apresentadas pelo sistema de saúde nacional americano, o que foi considerado não apenas problemas, mas, sim, um caos para os usuários do sistema. A publicação trazia uma afirmação de que o sistema deveria ser reinventado para trazer inovações e melhorar a qualidade dos serviços prestados. Diante das constatações, foram propostas seis ações prioritárias para alcançar esse objetivo de "atravessar o caos", as quais, numa leitura possível, se apoiavam no que Donabedian descreveu no seu trabalho, o que poderia indicar dimensões para melhorar a qualidade do cuidado prestado pelos serviços nos Estados Unidos. A inovação trazida foi a inserção das questões da segurança e do cuidado centrados no paciente, o que pode ser verificado na descrição das seis ações, em uma tradução livre, a seguir:

• Segurança: evitar injúrias aos pacientes em função do cuidado proposto para curá-los;

• Efetividade: prover serviços baseados no conhecimento científico para todos os que poderiam se beneficiar, e abstendo-se de prestação de serviços para aqueles que não possam se beneficiar;

• Cuidado centrado no paciente: prestar cuidados que respeitem e sejam responsivos às preferências individuais dos pacientes, suas necessidades e valores e garantindo que os valores do paciente possam orientar todas as decisões clínicas;

• Otimização/Oportunidade: reduzir esperas e atrasos, por vezes prejudiciais, tanto para os que recebem como para os que prestam cuidados;

• Eficiência: evitar perdas, incluindo perdas de equipamentos, suprimentos, ideias e energia;

• Equidade: prover cuidados que não variem de qualidade em função das características pessoais como gênero, etnia, localização geográfica e nível socioeconômico.

Não podemos avaliar aquilo que desconhecemos. É preciso estabelecer critérios ou parâmetros claros para tornar o objeto da avaliação um alvo visível e alcançável!

Os conceitos sobre qualidade em saúde e sobre sua avaliação foram evoluindo à medida que novos estudos foram sendo desenvolvidos. A criação de entidades ou organismos voltados ao trabalho direto com o tema qualidade em saúde foi uma realidade que se configurou em diferentes países do mundo. A predominância e liderança dessas entidades ou organismos se deram nos Estados Unidos. Como exemplos de referências podem ser citados o Institute for Health Improvement (IHI) (Instituto para Melhoria em Saúde), a Agency for Healthcare Research and Quality's (AHRQ), (Agência para a Pesquisa e Qualidade em Saúde), o National Quality Forum (NQF) (Fórum Nacional de Qualidade) e IOM, já citado anteriormente.

No Brasil também foram desenvolvidos estudos relacionados com a avaliação da qualidade em saúde. A realidade e os movimentos internacionais mobilizaram instituições e profissionais nessa direção de verificar o contexto das dimensões da qualidade no cenário brasileiro. Um estudo que pode ser apresentado como exemplo foi um trabalho liderado pela Fundação Oswaldo Cruz do Rio de Janeiro, no início dos anos 2000, realizado em parceria com outras instituições de interesse no campo da saúde coletiva. Profissionais e pesquisadores desenvolveram o que foi chamado de PROADESS (http://www.proadess.icict.fiocruz.br), que é uma Metodologia de Avaliação do Desempenho do Sistema de Saúde. Foi constituída uma matriz conceitual onde estavam descritas as dimensões que deveriam orientar a avaliação do desempenho do sistema de saúde brasileiro. Para efeito do estudo, o quesito desempenho estava vinculado a uma avaliação que demonstrasse o grau de realização (execução) de objetivos e metas estabelecidos para o sistema de saúde. A matriz também considera tanto dimensões idênticas àquelas estabelecidas por Donabedian e pelo estudo do IOM, como também outras que incluem as seguintes:

- Continuidade: capacidade do sistema de saúde de prestar serviços de forma ininterrupta e coordenada entre diferentes níveis de atenção;

- Respeito aos direitos das pessoas: capacidade do sistema de saúde de assegurar que os serviços respeitem os indivíduos e a comunidade, e estejam orientados às pessoas;

- Adequação: grau em que os serviços prestados às pessoas estão baseados nos conhecimentos técnico-científicos existentes.

Para uma organização e comparação das dimensões abordadas acima, que são utilizadas para a avaliação da qualidade em saúde, é apresentado o Quadro 2 abaixo, onde pode-se verificar as correspondências e diferenças entre as mesmas.

Quadro 2: dimensões aplicadas à avaliação de qualidade em saúde

Donabedian		Institute of Medicine		PROADESS	
1	Eficácia	1	Segurança	1	Segurança
2	Efetividade	2	Efetividade	2	Efetividade
3	Eficiência	3	Eficiência	3	Eficiência
-	----	4	Cuidado Centrado no Paciente	-	----
4	Otimização	5	Otimização/Oportunidade		----
	----		----	4	Adequação
-	----	-	----	5	Respeito aos direitos das pessoas
5	Aceitabilidade	-	----	6	Aceitabilidade
6	Legitimidade	-	----	-	----
7	Equidade	6	Equidade	7	Equidade
-	----	-	----	8	Acesso
-	----	-	----	9	Continuidade

Fonte: *Donabedian (1990); IOM (2001); PROADESS/FIOCRUZ (2001)*

Entendendo toda a dinâmica e a lógica de trabalho e atuação dos profissionais no dia a dia e baseado em uma percepção que foi se colocando e se clareando a partir de minha experiência nesse campo de educação e avaliação em instituições de saúde, pude refletir que a qualidade não se configura em um conceito simples ou estático. O entendimento que estabeleço está no fato de que uma instituição alcança melhor nível de qualidade quando as atitudes e práticas, de cada profissional, contribuem para um alinhamento de resultados e interesses comuns e positivos, nos diferentes serviços. Não me resta dúvida de que, o quanto mais estiver incorporada a decisão de agir bem, como parte de sua própria característica pessoal, mais efetiva será sua habilidade profissional de atuar com qualidade. Mais difícil ainda é a decisão e a atitude de agir com segurança. Vontade e querer não são competências que se ensinam em salas de aula ou em ambientes de trabalho. Assim como se espera de qualquer indivíduo um tanto de vocação para que seja um profissional que atue com dedicação e interesse, também se faz necessário que exista algum estímulo ou mobilização para que esse se integre de forma adequada em programas de melhoria da qualidade e segurança. Minha experiência tem me apresentado um cenário onde é difícil garantir uma adesão suficiente para o desenvolvimento satisfatório dos processos de avaliação, como o proposto pela metodologia de acreditação.

A qualidade deve ser encarada como um espelho. Ela reflete, de forma real, aquilo que realizamos como parte de nossas atitudes!

A minha percepção, que é compartilhada pela equipe de profissionais com a qual trabalho, é que o trabalho de implantação começa a ganhar consistência quando 70% da forma de trabalho tem acesso à informação sobre a proposta metodológica e o conjunto de padrões ou critérios que serão aplicados nos diferentes serviços. Com esse percentual é esperada uma mobilização no objetivo de desenvolver o programa uniformemente e de modo mais disseminado. A experiência tem demonstrado que, em especial na fase de implantação, o engajamento ou participação direta no desenvolvimento do programa ficam restritas a um grupo de profissionais, que em muitos casos são designados pela direção e não estão pessoalmente sensibilizados para o objetivo do programa. Essa designação nem sempre tem caráter espontâneo e essa equipe pode estar envolvida em muitos outros projetos. Cabe ressaltar que uma das prerrogativas para a participação em programas de melhoria da qualidade, em especial os de acreditação, está sujeita a uma decisão voluntária das instituições de saúde, o que é uma realidade em todo o mundo. No entanto, encontramos situações em que a própria direção, mesmo tendo decidido sobre sua participação nesses programas, não tem clareza ou certeza de seus propósitos, assim como do que implica atender aos requisitos do conjunto de padrões que cada programa utiliza. Essa constatação muitas vezes condiciona dificuldades importantes nas tomadas de decisão para a implementação de mudanças estratégicas que se fazem sempre necessárias nesse tipo de processo.

Deve ser ressaltado que a instituição, na figura de suas principais lideranças, tem o papel indelegável de mobilizar seu corpo profissional, por meio da construção ou aperfeiçoamento das competências individuais, permitindo a geração de resultados coletivos e de impacto institucional. Esse movimento deve prever a constituição de uma rede de lideranças formais e informais que sejam capazes de fomentar a ideia do benefício ou do objetivo, primeiro, na melhoria da qualidade do trabalho de cada indivíduo e depois no âmbito coletivo. Se determinado profissional não perceber ou não enxergar que o programa de melhoria proposto pela direção vai interferir positivamente no seu microambiente, com certeza não terá estimulo para se engajar na sua consecução.

Um exemplo clássico dessa situação é a relação dos médicos com esses programas de acreditação. A natureza da atividade, da relação e do trabalho do médico em instituições de saúde é muito diferente daquela dos demais profissionais. O médico é autônomo, tem sua própria clientela e horários e utiliza o hospital como uma extensão de sua rede de serviços, conforme as necessidades de seus pacientes. Pode, portanto, utilizar este ou aquele hospital e tem a prerrogativa legal de não ser impedido de atuar nesses ambientes. Assim, a tarefa de engajá-lo se torna um desafio maior, cuja tentativa deve ser a estratégia de convencê-lo de que o programa pode contribuir ou beneficiar suas funções ou atividades diretas na instituição, em lugar de propriamente instruí-lo dos conceitos e benefícios previstos ou alcançados em médio ou longo prazo com a implantação do programa.

Considerando todo o referencial teórico, minha experiência profissional e o que formulei como concepção sobre qualidade, me permito ousar na construção de um novo conceito:

> "Qualidade em saúde é o resultado compartilhado e harmônico do conjunto de atitudes e práticas de um indivíduo, orientadas por construção de políticas e instrumentos coletivos, que condicionam mudanças ou adequações positivas em um processo ou atividade de um sistema ou de um serviço de saúde".

Usei a palavra indivíduo, pois quero considerar a participação não só dos profissionais, mas também a de pacientes, usuários ou clientes, conforme a denominação de cada ambiente de saúde. O coletivo que utilizo na definição se aplica tanto a instituições de saúde como a gestores ou instâncias gestoras responsáveis por políticas de saúde públicas em geral. O compartilhamento e a harmonia devem se refletir na competência de lideranças locais em reconhecer e agregar valores no microambiente de um determinado conjunto de indivíduos. São elementos constituintes desse conceito as políticas e instrumentos, sejam documentos de caráter normativo, como procedimentos/rotinas ou de caráter educativo, como capacitação em serviço, que possam condicionar o estabelecimento de habilidades e competências esperadas no desenvolvimento das tarefas e atividades desses indivíduos, conforme suas atribuições e cargos.

Fazendo um resumo do desenvolvimento do capítulo, na Figura 1 abaixo estão identificados o que podem ser considerados fatos históricos que contribuíram para a oportunidade de evolução da avaliação da qualidade em saúde.

Figura 1: fatos históricos que contribuíram para a evolução da avaliação da qualidade em saúde

| Ernest Codman (1910) | Minimum Standards (1919) | Jcah (1951) | Donabedian (1990) | IOM (2001) |

Fonte: *O autor*

Dicas relevantes associadas à narrativa do conteúdo apresentado:

1. Estabeleça um conceito de qualidade em saúde para sua instituição. Não invente, mas seja criativo e objetivo. Procure reunir ideias a partir dos conceitos existentes e descreva o que considera mais aplicável ao perfil dos serviços e processos de sua instituição.

2. Constitua uma biblioteca física ou virtual e passe a compartilhar conteúdos sobre o tema, de forma direcionada, para os gestores e profissionais de sua instituição. Procure organizar pequenos grupos e desenvolva *workshops* dinâmicos de leitura.

3. Procure não focar nos estudos, trabalhos ou publicações de um ou de poucos autores. A diversidade e abrangência de ideias e conceitos nos permite agregar mais oportunidades de conhecimentos e entendimentos sobre o assunto.

4. Comece a documentar e divulgar ou recupere dados do que considera os fatos evolutivos da implantação ou desenvolvimento da melhoria da qualidade e segurança em sua instituição.

Capítulo 2

A segurança
como dimensão da avaliação da qualidade

Refletindo...

As estatísticas mundiais nos apontam dados alarmantes sobre as ocorrências de eventos adversos. Muitos desses podem ser resultado de minha desatenção ou negligência, como profissional, ao prestar um cuidado simples.

Questionando...

Como posso me sentir seguro ao receber cuidados de saúde? Pense que como profissional, em um momento seguinte, posso passar a ser um paciente e estar submetido à mesma insegurança que talvez eu tenha praticado em ocasiões anteriores.

Em minha dissertação de mestrado (COSTA JUNIOR, 2013) iniciei a introdução do conteúdo com uma pergunta direta, cuja resposta pode não parecer simples: "As instituições de saúde hospitalares prestam serviços de qualidade e seguros"? O objetivo de meu estudo foi a avaliação da utilidade e precisão de um instrumento desenvolvido e aplicado pelo Ministério da Saúde (MS), chamado caderno de avaliação do Programa Nacional de Avaliação de Serviços de Saúde (PNASS). O PNASS foi lançado em 2005 como parte de uma proposta de aperfeiçoamento e ampliação do programa anterior que era chamado de Programa Nacional de Serviços Hospitalares (PNASH). A iniciativa e a lógica de aplicação do programa pelo MS podem ser consideradas como positivas no objetivo de avaliar algum grau de qualidade nos serviços prestados pelos hospitais vinculados ao Sistema Único de Saúde (SUS), dada a importância e abrangência do universo de cidadãos brasileiros que utilizam o SUS no Brasil. O objeto do estudo de minha dissertação era a identificação de possíveis elementos de gestão da segurança relacionados aos processos de cuidados prestados aos pacientes em hospitais brasileiros, no que se referia a sua utilidade e precisão.

O escopo do estudo da dissertação foi a verificação de padrões adaptados do Joint Committee on Standards for Educational Evaluation (Comitê Conjunto de Padrões de Avaliação Educacional, 1994) dos Estados Unidos. Os padrões foram selecionados nas categorias de utilidade e precisão e incluíam um conjunto de elementos que configuram a expectativa de consistência na utilização e aplicação de um instrumento de avaliação. Os resultados apontaram que o instrumento utilizado pelo PNASS não era suficientemente útil e preciso na avaliação de elementos relacionados com processos de gestão da segurança nos ambientes de cuidados dos hospitais participantes da amostra, que era composta por cinco hospitais gerais, de alta complexidade, nas capitais do Rio de Janeiro, São Paulo, Porto Alegre e Recife. O estudo destaca que uma das causas da insuficiência verificada na aplicação do instrumento tem relação direta com o fato de que, em 2005, a segurança de processos assistenciais ainda não era considerada, no contexto brasileiro, como uma dimensão da avaliação da qualidade em saúde.

Donabedian ainda não havia abordado a segurança como uma das dimensões da qualidade em seus estudos. De fato não havia o entendimento claro do efeito direto e comprometedor que essa dimensão causava no ambiente onde se desenvolviam os processos de cuidado em saúde. A percepção dessa condicionante de segurança poderia estar associada aos requerimentos ou elementos previstos na dimensão eficácia, uma vez que o próprio conceito aplicado por Donabedian tratava de uma expectativa de resultados satisfatórios, ou seja, significava o melhor que se poderia fazer nas condições mais favoráveis, dado o estado do paciente e mantidas constantes as demais circunstâncias. Podemos considerar, como princípio, que não causar danos, prever riscos, evitar o perigo iminente, agir de forma correta seriam pressupostos dessa dimensão. Os estudos provaram que, de fato, esse conceito de eficácia não correspondeu ao que se poderia prever. Foi preciso estabelecer um referencial teórico próprio, assim como um conceito específico para introduzir elementos da segurança no ambiente e no contexto próprio da saúde. Era de fato necessário se configurar um conjunto de conhecimentos e competências direcionados para essa nova lógica de mensurar qualidade, com base no grau de segurança dos processos e atividades.

No contexto das iniciativas direcionadas para a melhoria da qualidade em saúde, também se atribui a Florence Nightingale, nascida em 1820, na Inglaterra, uma das precursoras das práticas modernas da assistência de enfermagem, determinada influência na adoção de iniciativas relacionadas com aspectos da segurança em saúde. Florence teve uma destacada participação na guerra da Criméia em 1853. Suas inovações na prática dos cuidados prestados aos soldados feridos na guerra permitiram comprovar que a assistência quando é planejada, organizada e monitorada, pode ter resultados em um grau mais elevado. A verificação que a enfermeira realizava quando da administração de procedimentos para tratamento das feridas dos soldados, possibilitou a redução do tempo de recuperação, assim como a diminuição dos casos de infecção. Suas iniciativas nesse âmbito foram temas de diferentes publicações em muitos estudos que se seguiram para estabelecer referenciais de práticas consideradas de melhor desempenho e foram introduzidas no ensino de enfermagem nas escolas britânicas. Após seu retorno da guerra da Criméia, Florence foi condecorada por diversas entidades e ainda pela Rainha Vitória (SMALL, 2013). Uma das afirmações atribuídas a Florence aborda sua preocupação com a segurança dos pacientes: "Talvez pareça estranho enunciar como primeiro dever de um hospital, não causar mal ao paciente".

A segurança não se estabelece por si, em si, na sua lógica conceitual. Ato seguro é aquele que se origina do comportamento do indivíduo que deve saber reconhecer onde o risco ou o perigo estão presentes!

A segurança tem elementos que parecem implicitamente incorporados nas práticas que um profissional, de forma geral, deve adotar no desenvolvimento de seu trabalho como parte de suas atitudes e comportamentos, frente a uma situação de risco ou de perigo. No evoluir dos estudos que foram sendo conduzidos por diferentes especialistas em todo o mundo, pode-se observar que essa prerrogativa não era, na realidade, o que se observava na prática. Outros segmentos de serviços identificaram essa condição ou situação muito antes do que na área de saúde. Uma das razões, que me permito supor, seria o fato de que a saúde é uma área de conhecimento muito especializada, onde profissionais exercem funções quase que autônomas baseadas em uma relação direta pessoa a pessoa, conforme o seu conjunto de doenças, problemas ou necessidades.

A função do médico pode ser um referencial a ser analisado, embora não se aplique exclusivamente. A necessidade que se impôs aos que se graduam como médicos, ao longo das últimas décadas, de buscar uma especialização e ainda dentro dessa, as subespecializações, afastou desses profissionais o conceito da medicina generalista. Alguns profissionais médicos são tidos como referências máximas em suas especialidades, o que os torna detentores de conhecimento sobre parâmetros únicos para avaliar os resultados de seus serviços ou cuidados. Como profissional, estou no segmento de saúde atuando em distintas funções há cerca de 29 anos, antes mesmo de minha graduação como Enfermeiro em 1985, quando atuava como técnico. Muitas vezes e de várias pessoas ouvi a explicação de que os processos assistenciais não podem ser avaliados como os processos de outros segmentos, uma vez que esses têm características e aspectos muitos peculiares. Concordo em parte. Mas também aprendi e entendi que, com o amadurecimento de meu conhecimento e pelas experiências práticas nos últimos anos, se faz absolutamente necessária a adoção de metodologias, instrumentos e de processos avaliativos em saúde, desde que consideradas as características e aspectos próprios de cada contexto.

A aviação, o ramo de energia nuclear, assim como grandes indústrias, foram segmentos que já avançaram em muito na aplicação dos conceitos de segurança, dada a potencialidade dos riscos e perigos envolvidos em seus meios e ainda mediante a ocorrência de acidentes de natureza extremamente grave e que atingem, em sua maioria, um significativo número de pessoas. As experiências e oportunidades de aprendizado nesses segmentos serviram como base importante para a produção de materiais técnicos, estudos, ferramentas e métodos capazes de alicerçar o que agora estamos introduzindo como procedimentos de segurança no cenário dos serviços de saúde. Um exemplo é uma ferramenta chamada de Análise do Modo e Efeito de Falha, conhecida em sua versão em inglês como FMEA (Failure Mode and Effect Analysis) (http://www.fmeainfocentre.com/). Essa ferramenta tem, como princípio, evitar que ocorram falhas no projeto de um produto ou de um processo, por meio da análise de falhas potenciais, possibilitando assim a adoção pró- ativa de ações de melhoria. Já há uma adaptação dessa ferramenta para o ambiente da saúde, que incorporou, na versão em inglês, o H de Health antes do FMEA, ou seja, seria o S de Saúde antes de Análise do Modo e Efeito de Falha.

A relevância ou o cunho superlativo da questão da segurança em sistemas e serviços de saúde está baseado no fato de que o risco ou o perigo está intimamente relacionado com a natureza e as características das funções executadas para a prestação de cuidados. Se me fiz entender, a própria condição de saúde do paciente pode ser um risco associado ao processo. A dinâmica da fisiologia humana ou mesmo possíveis imperfeições podem afetar o resultado de um tratamento. Por exemplo, se o paciente apresentar fragilidade capilar, seus vasos sanguíneos podem ser inadvertidamente perfurados durante uma simples coleta de sangue ou administração de medicamentos. Um erro de diagnóstico pode estar diretamente associado como uma avaliação inadequada feita por profissional frente ao seu paciente, por absoluta falta de capacidade de entendimento ou de interlocução do próprio paciente. Do lado do profissional, um médico, por exemplo, pode decidir por realizar um procedimento ou tratamento sem consultar qualquer outro profissional ou sem, por vezes, recorrer a outros tipos de recursos diagnósticos, mesmo quando existe dúvida sobre os dados coletados. Um profissional de enfermagem pode decidir por fazer a contenção de um paciente no leito, sem considerar aspectos que comprometam a integridade física do indivíduo, apenas para atender a uma necessidade sua de manter o paciente imobilizado.

A ausência de métodos ou mecanismos de controle ou de verificação, como os utilizados na aviação e nas indústrias de energia nuclear, favorece uma maior oportunidade de que resultados indesejáveis ou desfavoráveis aconteçam na prestação do serviço ou do cuidado. Outro fator relevante nesse contexto é que quando um profissional é o causador potencial ou real de um erro ou quase falha, ele opta intencionalmente por não notificá-lo, especialmente nas situações onde não ocorreu um desfecho grave ou fatal para o paciente, para não se comprometer em seu ambiente de trabalho. Em geral essas situações graves ou fatais causam um movimento na própria instituição ou são levadas aos meios de comunicação por razões distintas e então se tornam públicas, o que também causa o efeito chamado de segunda vítima, onde além do paciente, o profissional passa por situações que o levam a possível perda do emprego, da reputação ou ainda da condição legal de continuar atuando como profissional de saúde. Os efeitos da punição indevida ou indiscriminada são negativos para instituições onde se pretender construir conceitos da gestão segura de processos.

Nesse cenário, as estimativas dos estudiosos que recentemente aprofundaram suas pesquisas e análises nas instituições de saúde, utilizando métodos mais técnicos ou científicos, sempre se remetem a projeções superlativas do número real de ocorrências que são identificadas ou notificadas nas instituições. Ou seja, há um senso comum entre esses estudiosos e ainda entre os próprios profissionais, gestores e especialistas que trabalham com avaliação em saúde, no que me incluo, de que há uma subnotificação ou uma falta de conhecimento conceitual ou analítico, que impõe uma dificuldade desafiadora de estabelecer o real panorama da questão de segurança nas instituições de saúde. A gestão de segurança ainda é uma raridade como ação cotidiana nas instituições, onde a utilização de ferramentas e instrumentos de análise pró-ativa ou reativa diante da ocorrência de eventos adversos é incipiente, mesmo em entidades que já têm experiência com programas ou processos de qualidade. Mesmo as metodologias de acreditação, somente a partir de 2007-2008, passaram a adotar padrões e critérios específicos para avaliar elementos de gestão de segurança em processos ou atividades em Saúde.

Um dos movimentos que podemos considerar como marcos do reconhecimento e iniciativa de se avaliar a segurança em Saúde, foi a publicação do livro *Errar é Humano*, cujos dados apontavam a incrível previsão de 44.000 a 98.000 mortes de pacientes nos hospitais americanos relacionadas com eventos adversos e erros. A publicação construiu uma verdadeira incógnita para o que estaria acontecendo nas instituições de saúde no mundo, considerando-se as estimativas apresentadas. Uma primeira reação ao estudo foi o lançamento da chamada *The 100,000 Lives Campaign* (*Campanha para Salvar 100.000 de vidas*), liderada pelo Institute for Health Improvement (IHI) dos Estados Unidos (http://www.ihi.org). Era uma campanha de abrangência nacional naquele país, cujo objetivo ou desafio era reduzir significativamente a morbidade e a mortalidade verificada no sistema de saúde americano, como configurado no conteúdo do livro. A ideia foi reunir um conjunto de melhores práticas, transformá-los em protocolos (*bundles*) e compartilhar com os hospitais. O projeto inicial propunha um prazo de desenvolvimento da campanha de 18 meses, entre janeiro de 2005 e junho de 2006. Os principais protocolos incluíam: criar times de resposta rápida; prestar serviços confiáveis, cuidados baseados em evidência para infarto agudo do miocárdio; prevenir eventos adversos com medicamentos; prevenir infecções de cateteres centrais; prevenir infecções de sítios cirúrgicos e prevenir pneumonia associada à ventilação mecânica.

Um dos estudos que foram feitos posteriormente ao lançamento da campanha para analisar seus objetivos, intitulado de *The 100,000 Lives Campaign: A scientific and policy review*, publicado na Biblioteca Nacional Americana de Medicina (http://www.ncbi.nlm.nih.gov/pubmed/17120921), concluiu que, embora ela tenha catalisado esforços para melhorar a qualidade e a segurança nos hospitais americanos, na questão específica de criação dos times de resposta rápida, como um padrão nacional, a ação problemática e a metodologia relacionada com os cálculos sobre as vidas salvas tornaram difícil a interpretação de seus reais compromissos.

Como desdobramento da campanha inicial, em 2006 foi lançada uma segunda ação, agora intitulada de *The 5 Million Lives Campaign* (*Campanha para Salvar 5.000.000 de vidas)* (http://www.ihi.org/Engage/Initiatives/Completed/5MillionLivesCampaign/Pages/default.aspx). Um novo desafio, mais ousado, que trazia os mesmos objetivos da campanha anterior, mantendo os protocolos iniciais e incluindo um conjunto novo. A nova campanha teve o tempo de duração ampliado para dois anos, entre dezembro de 2006 e dezembro de 2008. Essas campanhas extrapolaram as fronteiras americanas e ganharam adesão e espaço em diferentes países no mundo, incluindo o Brasil. A campanha tinha dois indicadores principais para mensurar o alcance de seus objetivos:

1. O número de mortes de pacientes internados sob cuidados agudos que seriam esperadas de acontecer em um intervalo de duração da campanha (2007 a 2008) dados os níveis de cuidado verificados em 2006, mas que não ocorreram, em função das melhorias no cuidado, o que seriam "vidas salvas"; e

2. O número de incidentes médicos com danos que seriam esperados de acontecer em um intervalo de duração da campanha (2007 a 2008) dados os níveis de cuidado verificados em 2006, mas que não ocorreram, em função das melhorias no cuidado, o que seriam "danos evitados".

Os resultados? Ainda hoje estudos estão sendo conduzidos para avaliar o real impacto das campanhas. Diferentes ações se desdobraram em novos projetos ao redor do mundo. Um relatório apresentado no final de 2008 apontava que 4.050 hospitais haviam se engajado na campanha, tendo aplicado todos os protocolos previstos. Em oito estados americanos 100% de seus hospitais estavam participando do projeto e em outros 18, mais de 90% também integravam a rede nacional da campanha.

Mais recentemente, os resultados de uma avaliação de 1.437 hospitais conduzida por um grupo que congrega uma coalização de empregados de serviços de saúde americanos, intitulado The Leapfrog Group (http://www.leapfroggroup.org/policy_leadership/leapfrog), foram apresentados no Senado Americano em outubro de 2013 e isso jogou uma nova luz sobre o mesmo cenário do livro *Errar é Humano*. Esse estudo ilustrou a realidade com um vermelho muito mais acentuado, apontando que os números eram significativamente maiores, chegando a 440.000 mortes, passando então a ser a terceira maior causa de mortes nos Estados Unidos. A avaliação foi feita em sete áreas consideradas chaves para a qualidade e segurança de um hospital, conforme definido pelo grupo de especialistas do The Leapgfrog Group, incluindo: erros de medicação, cuidados em maternidade, cirurgias de alto risco, corpo médico de unidades de cuidados intensivos, eventos adversos sérios, práticas seguras e condições adquiridas em hospitais (hospital-acquired conditions (HACs)), que inclui infecções em unidades de cuidados intensivos, úlceras de pressão e injúrias.

Nesta mesma linha de avaliação sobre segurança em saúde, o National Health System (NHS) (Sistema Nacional de Saúde) do Reino Unido criou, em 2004, um sistema que coleta dados a partir das notificações de incidentes, incluindo quase falhas, nas instituições de saúde da Inglaterra e do País de Gales, que foi chamado de National Reporting and Learning System (NRLS) (Sistema Nacional de Notificação e Aprendizado), que integra os segmentos de segurança do paciente do NHS. A simples ação de implantação do sistema e a declaração objetiva de seus objetivos, preservando a confidencialidade das instituições e dos profissionais que notificam, alcançou resultados que foram inicialmente subestimados, o que pode ser observado no Quadro 3 abaixo, que apresenta o número de eventos reportados um ano após a criação do sistema, em 2005.

Quadro 3: número e percentual de incidentes reportados ao NRLS/NHS

Care setting Number Per cent of total (Número percentual do total de Tipos de Serviços)	Number (Número)	Per cent of total (Percentual do total)
Acute / general hospital (Hospitais gerais/especializados)	67,344	78.9
Mental health service (Serviços de saúde mental)	10,667	12.5
Community nursing, medical and therapy service (including community hospital) (Enfermagem comunitária, serviços médicos e terapêuticos (incluindo hospitais comunitários)	5,618	6.6
Learning disabilities service (Serviços de deficiências de aprendizagem)	813	1.0
General practice (Clínica geral)	438	0.5
Ambulance service (Serviços de ambulância)	396	0.5
Community pharmacy (Farmácia comunitária)	54	0.1
Community and general dental service (Serviços dentários comunitários e clínicos)	11	<0.1
Community optometry / optician service (Serviços comunitários de optometria e oculista)	1	<0.1
	Total 85,342	100

Fonte: *The first report of the National Reporting and Learning System and the Patient Safety Observatory July 2005/NHS*

Tendo um significativo conjunto de dados sobre essas ocorrências, o NHS, por meio de sua Agência Nacional de Segurança do Paciente (National Patient Safety Agency - http://www.nrls.npsa.nhs.uk/sevensteps/) publicou um guia, direcionado aos gestores clínicos e, em especial, aos gestores de risco das instituições do sistema nacional, onde foram apresentados os sete passos para garantir a segurança do paciente, que enumeram, em uma tradução livre, as seguintes ações:

1. Construa uma cultura de segurança;

2. Dirija e dê suporte aos seus profissionais;

3. Integre as suas atividades de gerenciamento de risco;

4. Promova as notificações;

5. Envolva e se comunique com os pacientes e com o público;

6. Aprenda e compartilhe lições sobre segurança e

7. Implemente soluções para prevenir danos.

A introdução desse documento apresenta uma argumentação para justificar toda a preocupação com a segurança do paciente, que descreve, em uma tradução livre, os dados e as estimativas seguintes: "Considerando os melhores dados disponíveis na Inglaterra, extrapolando para um pequeno estudo em dois serviços de agudos baseados em Londres, é estimado que cerca de 10% dos pacientes (900.000 usando taxas de admissão de 2002/3) admitidos nos hospitais do NHS experimentaram um incidente de segurança do paciente, e que mais da metade desses incidentes poderiam ter sido evitados. O estudo também estimou que 72.000 desses incidentes contribuíram para a morte de pacientes, embora não esteja clara que proporção desse número pode ter a morte como resultado direto do incidente" (p. 9).

Outro estudo sobre segurança foi intitulado *Estimando a incidência de eventos adversos nos Hospitais Portugueses: uma contribuição para a melhoria da qualidade e segurança do paciente* (SOUSA et al, 2014), de pesquisadores da Escola Nacional de Saúde Pública da Universidade Nova de Lisboa. O estudo utilizou uma amostra de 1.669 prontuários, que correspondiam a 47.783 admissões em três hospitais da região central de Lisboa. Os resultados principais apontaram uma taxa de incidência de 11.1%, sendo que 53.2% foram considerados como evitáveis. A maioria dos eventos estava associada com procedimentos cirúrgicos (27%), erros de medicação (18.3%) e infecções adquiridas nos hospitais (12.2%). Embora 61% dos eventos apresentassem danos considerados mínimos ou inexistentes, a consequência maior foi o aumento do número de dias de internação, que chegou a 10.7 dias e o custo adicional foi estimado como de 470.380 euros.

Pode-se identificar, portanto, que as situações de insegurança são uma realidade presente e que seus impactos não se relacionam apenas com danos ou consequências clínicas ou assistenciais, mas, também, implicam em danos gerenciais e financeiros.

Não se sinta seguro apenas com o que lhe parece seguro. Cheque novamente, peça o auxílio de um colega, faça as perguntas chaves. Assegure-se, de fato, de que o que você está fazendo é o certo em todas as suas etapas!

No Brasil uma referência de trabalho na linha de análise da incidência de eventos adversos é o estudo intitulado de *Características de eventos adversos evitáveis em hospitais do Rio de Janeiro*, desenvolvido e apresentado por um grupo da Escola Nacional de Saúde Pública (ENSP) da Fundação Oswaldo Cruz (FIOCRUZ), tendo os pesquisadores e professores Walter Mendes, Claudia Travassos e Monica Martins entre outros (http://proqualis.net/artigo/características-de-eventos-adversos-evitáveis-em-hospitais-do-rio--de-janeiro#.U_YwmmZ0y1t). O estudo se baseou na análise retrospectiva de 1.658 prontuários, em três hospitais públicos, gerais e de ensino da cidade do Rio de Janeiro, dos quais 1.103 foram considerados elegíveis. Os resultados apontaram uma incidência de eventos adversos de 7,6%, dos quais 66,7 foram considerados evitáveis. As infecções associadas aos cuidados da saúde (IACS) representaram 24,6%; complicações cirúrgicas e/ou anestésicas, 20,0%; danos decorrentes do atraso ou falha no diagnóstico e/ou tratamento, 18,4%; úlceras por pressão, 18,4%; danos de complicações na punção venosa, 7,7%; danos devido a quedas, 6,2%; danos em consequência do emprego de medicamentos, 4,6%. O estudo apontou que os eventos adversos evitáveis foram responsáveis por 373 dias adicionais de permanência no hospital.

Alguns estudos buscaram avaliar especificamente o impacto financeiro resultante da ocorrência de eventos adversos. Um exemplo é um relatório técnico produzido pelo Canadian Patient Safety Institute (CPSI) (Instituto Canadense de Segurança do Paciente), publicado em 2012, com o título de *The Economics of Patient Safety in Acute Care (Dados Econômicos da Segurança do Paciente nos Cuidados Agudos)* (http://www.patientsafetyinstitute.ca/english/research/commissionedresearch/economicsofpatientsafety/documents/economics%20of%20patient%20safety%20-%20acute%20care%20-%20final%20report.pdf). O método foi uma revisão de literaturas publicadas entre 2000 e 2011, que apresentassem material relacionado com oito áreas alvo definidas no estudo, sendo: 1. Eventos adversos (incluindo eventos adversos com drogas); 2. Colonização e infecção nosocomial; 3. Úlceras de pressão nosocomiais; 4. Cirurgias em local errado; 5. Retenção de corpos estranhos em cirurgias; 6. Contrastes em Nefropatias; 7. Tromboembolismo venoso nosocomial e 8. Injúrias relacionadas com quedas. Para a pesquisa de literatura foram utilizados os seguintes termos como marcadores de seleção: custos e análise de custos, custo--efetividade e gerenciamento financeiro hospitalar. Seis áreas de melhoria de segurança também foram incluídas para ampliar o escopo da pesquisa sendo: 1. Higiene das mãos; 2. Times de resposta rápida; 3. Protocolos (*bundles*); 4. *Checklists*; 5. Ordens automáticas de parada e 6. Administração de medicamentos por código de barras.

A pesquisa identificou cerca de 158 publicações elegíveis segundo os marcadores, sendo que apenas 61 (39%) apresentaram alguma metodologia de avaliação de custos. Os dados mostraram variações significativas do impacto financeiro nas diferentes categorias de eventos analisados, como por exemplo, nas infecções adquiridas no hospital, onde cada ocorrência variou numa faixa entre 2.027 até 12.197 dólares. O dado mais surpreendente foi a estimativa do custo total desses eventos no Canadá entre 2009 e 2010, que chegou a 1.1 bilhão de dólares, sendo que cerca de 397 milhões de dólares estão atribuídos a eventos considerados evitáveis.

Outra fonte de consulta sobre dados relativos à ocorrência de eventos é a base de notificações de eventos sentinela da The Joint Commission (TJC) dos Estados Unidos. Evento sentinela para a TJC é classificado como um evento que cause a morte inesperada ou perda grave ou dano sério ou o risco de ocorrência desses tipos de morte ou dano. Pelo programa de acreditação da TJC, as instituições acreditadas são estimuladas a notificar a ocorrência desse tipo de eventos e auxiliadas, através de ferramentas especificas, a investigar suas causas raízes. Na apresentação dos dados a TJC chama a atenção que o processo de notificação é voluntário e, portanto, os dados reportados podem significar somente uma pequena proporção dos eventos totais. Os dados são publicados no site da TJC (http://www.jointcommission.org/sentinel_event_data_general/) e apontam, em uma amostra de 1995 até 2013, que mais de 7.800 eventos foram notificados. Destes, 5.199 aconteceram em hospitais. Os três principais tipos de evento são atrasos no tratamento, cirurgia em paciente ou lado errado e retenção não intencional de objetos estranhos no corpo de pacientes. As três principais causas raízes estão relacionadas com fatores humanos, comunicação e liderança. Os pontos centrais dos fatores que se encaixam em cada causa raiz e que podem dimensionar o tipo de ocorrência na investigação de um evento adverso na lógica do programa da TJC incluem:

- Fatores Humanos: níveis de categorias profissionais, combinações das habilidades dos profissionais, educação, avaliação de competência, supervisão do pessoal, supervisão de residentes, credenciais e privilégios do corpo médico, avaliação médica entre pares, outros (p. ex.: tensão pela pressa, fadiga, distração, complacência);

- Comunicação: em formato oral, escrito e eletrônico entre profissionais, com e entre médicos, com a administração, com o paciente ou família;

- Liderança: planejamento organizacional, cultura organizacional, relações com a comunidade, disponibilidade de serviços, definição de prioridades, alocação de recursos, resolução de queixas, colaboração da liderança, padronização (p. ex.: diretrizes de práticas clínicas), direção de departamentos/serviços, integração entre serviços, políticas e procedimentos inadequados, não conformidade com políticas e procedimentos, melhoria de desempenho, organização de corpo médico, liderança de enfermagem.

O que deve ser ressaltado é que são informações originadas de dados provenientes de instituições acreditadas. São instituições consideradas inseguras? Não é a explicação que podemos ter como ideal, única ou adequada. Me permito, pela experiência com os hospitais acreditados no Brasil e ainda com base em estudos e artigos publicados, inferir que essas instituições estão em um nível de amadurecimento mais consistente. Fica claro, no nosso trabalho de educação e avaliação, que nas fases iniciais de implantação os gestores e profissionais ainda têm muitas dúvidas e receio em lidar e, principalmente, em relatar esse tipo de ocorrência. Com a evolução do processo, passam a entender que são situações possíveis de acontecer e que o ideal é lidar de forma firme, justa e transparente com suas consequências. A notificação acaba sendo encarada como atitude por meio da qual se pode obter uma ajuda, um meio formal e adequado para investigar e identificar as causas, tratando-as o mais imediatamente possível. A lição da própria ocorrência, mas fundamentalmente a sua investigação e definição da causa, contribuem para que a instituição estabeleça ações efetivas para evitar ou minimizar uma possível recorrência do mesmo tipo de evento, assim como de outros tipos que tenham perfil de ocorrência similar. Algumas instituições já adotaram o procedimento de imediatamente comunicar a ocorrência ao paciente, sua família ou seu representante legal, evitando assim que informações incompletas ou inadequadas cheguem ao seu conhecimento antes que a própria instituição o faça. Isso favorece uma determinada relação de confiança para com o paciente e ele pode encarar o ocorrido de forma a contribuir na sua investigação e até de compreender as possíveis causas, em especial quando ocorrem danos moderados ou leves.

Não caracterize a insegurança como uma causa possível ou natural de determinados procedimentos ou fatos, em especial os de maior complexidade. Encare sempre a insegurança como uma inimiga que quer prejudicá-lo (a)!

Nesse desenho "sombrio", que teve o primeiro contorno definido pela publicação do *Errar é Humano*, se fez necessário acender o alerta e iniciar um plano de ações de nível global. Como responsável direta pela questão da saúde em todos os seus países membros, a Organização Mundial da Saúde (OMS) passou a liderar estudos e programas voltados para avaliar a qualidade e segurança em saúde. Um conjunto de ações foi definido a partir dos estudos e análises em vários países, e em especial, nos chamados países em desenvolvimento ou subdesenvolvidos. Essas ações foram organizadas em Alianças Globais para a Segurança do Paciente (Global Alliance for Patient Safety). O marco de lançamento da Aliança Mundial foi um evento realizado em Washington nos Estados Unidos, em 2004, que foi organizado em parceria com a Organização Pan-Americana de Saúde e cujo lema foi aquele proferido por Hipócrates, em 460 A.C., e que ainda foi inicialmente conhecida em sua versão em latim: *Primum non nocere*, posteriormente traduzida para *"First, do not harm"*. A liderança do programa foi conferida a Sir Liam Donaldson, médico e professor inglês, graduado pela Universidade de Bristol, referência mundial em estudos sobre a segurança do paciente.

A estratégia definida para o desenvolvimento das Alianças Globais era a definição e disseminação de um conjunto de conhecimentos, protocolos e ferramentas que estavam voltadas para mensurar e alavancar meios e métodos para estabelecer alguma oportunidade de melhoria da qualidade e segurança nas instituições de saúde dos países participantes. As ações envolviam também a perspectiva de mobilizar e fomentar o investimento e utilização de recursos financeiros para viabilizar os programas de melhoria da qualidade e segurança da população dos países em desenvolvimento.

As alianças estão relacionadas com o que a OMS definiu como Desafios Globais para a Segurança do Paciente (Global Patient Safety Challenges). Era na ocasião e, olhando os estudos e dados atuais, ainda é um desafio maior do que o próprio planeta. Novas modalidades de programas e ações foram sendo definidas e, em colaboração com profissionais, instituições, entidades e outros organismos espalhados pelo mundo, a proposta foi se difundindo para novas frentes. Os resultados? Ainda não são suficientes para mudar a realidade. O porquê? Vários fatores e condições, algumas delas de natureza local, outras de natureza regional e outras ainda de alcance mundial. A globalização, na mesma medida em que permite evoluções e avanços importantes como a internet, o uso comum de outras tecnologias e a diminuição de fronteiras, também nos impõe realidades que não nos pareciam possíveis antever em tempos passados.

As doenças se globalizaram e se tornaram um risco mesmo para os países desenvolvidos. Temos o exemplo recente da ocorrência do ebola. As demandas de cuidados de saúde precisaram ser radicalmente revistas e alteradas frente a novas ocorrências globais. Exemplos como a AIDS, os microrganismos multirresistentes, a disparidade e, em certos locais, a ausência da oferta de tecnologias e outros recursos médicos básicos, o rápido envelhecimento populacional e a maior oportunidade de viagens transoceânicas impuseram o aparecimento de novas dificuldades aos estudiosos no desenvolvimento de seus trabalhos.

Talvez se Donabedian ainda estivesse vivo, desenvolvendo seus estudos, teria que incluir novas dimensões em suas publicações, quando aplicáveis para a avaliação de serviços de saúde. Permitam-me ousar em propor uma delas: a reponsabilidade da sociedade. Não avançaremos se não propusermos uma participação clara e efetiva da sociedade em geral, na melhoria da saúde dos indivíduos. A falta de conhecimento ou de atitude pode comprometer o alcance e os resultados de um bem que é resguardado pelas constituições dos países e pelos acordos internacionais, como aqueles definidos na criação da OMS. A globalização também terá que alcançar uma extrapolação das barreiras geográficas e territoriais das responsabilidades das sociedades, acima do dever de cada estado ou nação. Mas essa será uma questão para outras possíveis publicações.

A segurança em Saúde não é um valor que possa ser mensurado exclusivamente por seus resultados e impactos. Seu alcance e benefícios extrapolam o que podemos medir por instrumentos formais. Sua real natureza de valor está na capacidade efetiva de não causar dano, o que muitas vezes não é mensurável!

A OMS continua liderando programas e ações e buscando fomentar algum volume de recursos para viabilizar uma evolução nesse propósito de melhorar a qualidade e segurança da saúde global. Muitos dos programas da OMS são liderados por organismos e instituições que foram criadas em diferentes países do mundo e que alcançaram determinados graus de sucesso em seus ambientes de atuação. Uma dessas instituições é a The Joint Commission (TJC) dos Estados Unidos em cooperação com sua subsidiária internacional, a Joint Commission International (JCI). Como a mais antiga acreditadora em atividade e tendo como base de experiência e estudos o trabalho de avaliação de qualidade e segurança em cerca de 19.000 instituições de saúde americanas e mais as acreditações pelo mundo, conduzidas pela JCI, essa organização foi convidada pela OMS a coordenar o chamado Centro Colaborador da OMS para Segurança do Paciente (WHO Collaborating Centre for Patient Safety) (http://www.who.int/patientsafety/newsalert/issue2/en/).

Lançado em 2005, em Washington, esse projeto tinha como proposta a definição de um conjunto de intervenções e ações que seriam apresentadas como soluções para os países membros e estariam amplamente disponíveis em um formato que as tornassem acessíveis e compreensíveis e que pudessem ser a base para um processo de replicação como ferramentas possíveis de melhorar a qualidade e a segurança do cuidado em saúde. Por meio dessas ações, o centro tomaria seu lugar na rede internacional de colaboração para os programas de prioridades das Alianças Globais para a Segurança do Paciente da OMS, o que tem ocorrido até os dias atuais.

Outra iniciativa da OMS de importante direcionamento para os estudos sobre segurança do paciente no mundo foi a criação da International Classification for Patient Safety (ICPS) (Classificação Internacional para Segurança do Paciente) (http://www.who.int/patientsafety/implementation/taxonomy/en/). O propósito foi a padronização de conceitos chaves relacionados com a segurança do paciente, que foi considerada uma solução imprescindível para compartilhar o aprendizado através dos sistemas de saúde e para definir, harmonizar e agrupar esses conceitos de um modo que possam auxiliar a melhoria da segurança em nível mundial. Essa classificação internacional foi construída com a participação de especialistas internacionais, a partir da qual uma ferramenta conceitual tratando da taxonomia foi definida, permitindo um entendimento comum e razoável sobre os conceitos aplicados aos termos e expressões relacionadas com a segurança do paciente. A publicação contida no site da OMS chama a atenção de que não se pretende estabelecer simplesmente uma classificação, mas, sim, um modelo compreensível para a epistemologia dos incidentes relacionados com a segurança do paciente.

No capítulo desta publicação que trata dos aspectos práticos na melhoria dos processos de cuidado ao paciente, iremos abordar com mais detalhes o uso prático da Classificação e da Ferramenta Conceitual da OMS, que é amplamente utilizada nos processos de gestão de segurança e riscos no mundo. No Brasil, essa taxonomia foi adotada pelo MS para a configuração do Programa Nacional de Segurança do Paciente que será tratado a seguir.

Países como o Canadá, o Reino Unido e a Austrália também colaboram com os programas da OMS. Entidades de diferentes naturezas e linhas de atuação foram criadas nesses países. No Canadá, foi criado o Instituto Canadense de Segurança do Paciente (The Canadian Patient Safety Institute – CPSI), no Reino Unido, a Agência Nacional de Segurança do Paciente (National Patient Safety Agency - NPSA), na Austrália, a Comissão Australiana em Segurança e Qualidade (The Australian Commission on Safety and Quality in Health Care - ACSQHC), nos Estados Unidos o Instituto para Melhoria da Qualidade (Institute for Health Improvement – IHI) e a Agência para a Pesquisa e Qualidade em Saúde (Agency for Healthcare Research and Quality – AHRQ), entre outros.

No Brasil, o movimento pela segurança do paciente tem agora o seu marco. Trata-se do Programa Nacional de Segurança do Paciente (PNSP), que foi lançado pelo MS em 01 de abril de 2013, por meio da portaria ministerial 529 (http://bvsms.saude.gov.br/bvs/saudelegis/gm/2013/prt0529_01_04_2013.html). O programa passa a orientar e definir diretrizes e ações para desenhar uma política nacional sobre segurança do paciente para as instituições de saúde nacionais. O PNSP tem como objetivo, conforme descrito em sua portaria, contribuir para a qualificação do cuidado em saúde em todos os estabelecimentos de saúde do território nacional. Os objetivos específicos incluem:

1) Promover e apoiar a implementação de iniciativas voltadas à segurança do paciente em diferentes áreas da atenção, organização e gestão de serviços de saúde, por meio da implantação da gestão de risco e de Núcleos de Segurança do Paciente nos estabelecimentos de saúde;

2) Envolver os pacientes e familiares nas ações de segurança do paciente;

3) Ampliar o acesso da sociedade às informações relativas à segurança do paciente;

4) Produzir, sistematizar e difundir conhecimentos sobre segurança do paciente; e

5) Fomentar a inclusão do tema segurança do paciente no ensino técnico e de graduação e pós-graduação na área da Saúde.

A portaria também define o conjunto de estratégias para a implementação do PNSP:

I. Elaboração e apoio à implementação de protocolos, guias e manuais de segurança do paciente;

II. Promoção de processos de capacitação de gerentes, profissionais e equipes de saúde em segurança do paciente;

III. Inclusão, nos processos de contratualização e avaliação de serviços, de metas, indicadores e padrões de conformidade relativos à segurança do paciente;

IV. Implementação de campanha de comunicação social sobre segurança do paciente, voltada aos profissionais, gestores e usuários de saúde e sociedade;

V. Implementação de sistemática de vigilância e monitoramento de incidentes na assistência à saúde, com garantia de retorno às unidades notificantes;

VI. Promoção da cultura de segurança com ênfase no aprendizado e aprimoramento organizacional, engajamento dos profissionais e dos pacientes na prevenção de incidentes, com ênfase em sistemas seguros, evitando-se os processos de responsabilização individual; e

VII. Articulação, com o Ministério da Educação e com o Conselho Nacional de Educação, para inclusão do tema segurança do paciente nos currículos dos cursos de formação em saúde de nível técnico, superior e de pós-graduação.

Outra iniciativa que visa fomentar o papel estratégico e político do PNSP é a implantação do Comitê de Implementação do Programa Nacional de Segurança do Paciente (CIPNSP), instância colegiada, diretamente vinculado ao MS, de caráter consultivo, com a finalidade de promover ações que visem à melhoria da segurança do cuidado em saúde através de processo de construção consensual entre os diversos atores que dele participam. Os participantes desse comitê são representantes das entidades públicas como Conselho Nacional de Secretários de Saúde (CONASS), Conselho Nacional de Secretários Municipais de Saúde (CONASEMS), Conselhos Federais Profissionais, Organização Pan-Americana de Saúde (OPAS) e de Instituições Superiores de Ensino e Pesquisa com notório saber no tema Segurança do Paciente, entre outros.

Os danos causados por atos inseguros na prestação de cuidados de saúde devem ser encarados como uma condicionante grave, que implica em sérios prejuízos não somente ao paciente atingido, mas também à sociedade em geral!

Como desdobramento das ações iniciais do PNSP foi publicado a resolução da diretoria colegiada (RDC) número 36 da Agência Nacional de Vigilância Sanitária (Anvisa), de 25 de Julho de 2013 (http://bvsms.saude.gov.br/bvs/saudelegis/anvisa/2013/rdc0036_25_07_2013.html). Essa normativa tem como objetivo a criação dos Núcleos de Segurança do Paciente (NSP) nos serviços de saúde, sejam eles públicos, privados, filantrópicos, civis ou militares, incluindo aqueles que exercem ações de ensino e pesquisa, excetuando-se os consultórios individualizados, laboratórios clínicos e os serviços móveis e de atenção domiciliar. A direção de cada serviço de saúde incluído no escopo dessa normativa deve constituir um NSP e nomear profissionais para a sua composição, aos quais devem ser atribuídas autoridade, responsabilidades e poderes para executar as ações previstas pelo PNSP.

Cada NSP deve adotar os seguintes princípios e diretrizes:

I - A melhoria contínua dos processos de cuidado e do uso de tecnologias da saúde;

II - A disseminação sistemática da cultura de segurança;

III - A articulação e a integração dos processos de gestão de risco;

IV - A garantia das boas práticas de funcionamento do serviço de saúde.

A RDC 36 também estabelece um conjunto de competências para a consecução das atividades de cada NSP, incluindo, entre outras:

I. Promover ações para a gestão de risco no serviço de saúde;

II. Desenvolver ações para a integração e a articulação multiprofissional no serviço de saúde;

III. Promover mecanismos para identificar e avaliar a existência de não conformidades nos processos e procedimentos realizados e na utilização de equipamentos, medicamentos e insumos propondo ações preventivas e corretivas;

IV. Elaborar, implantar, divulgar e manter atualizado o Plano de Segurança do Paciente em Serviços de Saúde;

V. Acompanhar as ações vinculadas ao Plano de Segurança do Paciente em Serviços de Saúde;

VI. Implantar os Protocolos de Segurança do Paciente e realizar o monitoramento dos seus indicadores.

Uma das responsabilidades atribuídas aos NSPs é notificar os eventos adversos decorrentes da prestação do cuidado. Essas notificações serão feitas por meio do sistema NOTI-VISA, já utilizado para o Programa de Hospitais Sentinela, onde são feitas as notificações técnicas sobre farmacovigilância (relacionado ao uso de medicamentos), tecnovigilância (relacionado ao uso equipamentos) e hemovigilância (relacionado ao uso sangue e hemocomponentes). A questão central dessa proposta de notificações ainda é questionada e discutida pelos gestores e responsáveis pelas instituições de saúde. Há uma forte preocupação sobre os requisitos de sigilo e confidencialidade dos dados informados ao sistema e à Anvisa, que é um órgão de cunho fiscalizatório. Como serão tratados os dados? Como serão encaminhados os casos relacionados a óbitos comprovadamente originados de erros? Como as instituições serão preservadas ética e legalmente frente às notificações dos eventos adversos? São respostas que, espera-se, sejam respondidas com o aprimoramento a partir da implantação do programa.

Como parte da estratégia de estímulo à prática assistencial segura, foram elaborados, colocados em consulta pública e estabelecidos, por meio da Portaria Ministerial 1.377, de 9 de Julho de 2013, um conjunto de protocolos chamados de Protocolos Básicos de Segurança do Paciente, que incluem ações para:

1. Identificação correta de pacientes;

2. Segurança na prescrição, uso e administração de medicamentos;

3. Cirurgias seguras;

4. Práticas de higiene das mãos;

5. Prevenção de úlcera de pressão;

6. Prevenção de quedas.

Os protocolos devem ser, segundo definido na portaria ministerial, adotados em todas as instituições de saúde do Brasil, incluídas no escopo do PNSP. É uma perspectiva positiva, porém desafiadora para a realidade brasileira, uma vez que a primeira barreira pode ser o número de instituições alvo desse programa, acima de 90.000. Outra está na capacidade real de prover condições e recursos suficientes e adequados para a devida implementação das ações previstas nos protocolos. No trabalho que desenvolvemos avaliando instituições de saúde, cujo engajamento no programa de acreditação é voluntário, os índices de conformidades giram em torno de 20% a 40% na fase inicial, quando confrontados com padrões ou requisitos que tratam da gestão da segurança em seus serviços. Não é identificado sequer o atendimento às exigências legais ou sanitárias mínimas para o devido funcionamento dos serviços da instituição. Ainda se fará necessário atravessar a barreira do "mínimo" para poder se alcançar o "desejável", no que tange ao alcance de uma garantia de qualidade e segurança na prestação de cuidados de saúde aos pacientes nas instituições de saúde brasileiras. Mas o nosso papel, como fomentadores dessa ideia ou desse ideal, é o de contribuir para essa discussão e o de auxiliar na concepção de conhecimentos e utilização de meios para avançar nessa direção.

Segurança em Saúde não é uma meta. É a base que deve orientar a prática de qualquer profissional em suas atitudes e atividades cotidianas!

Fazendo um resumo do desenvolvimento do capítulo, na Figura 2 abaixo estão identificados o que podem ser considerados fatos históricos que contribuíram para a oportunidade de evolução da avaliação da segurança em saúde.

Figura 2: fatos históricos que contribuíram para a oportunidade de evolução da avaliação da segurança em Saúde

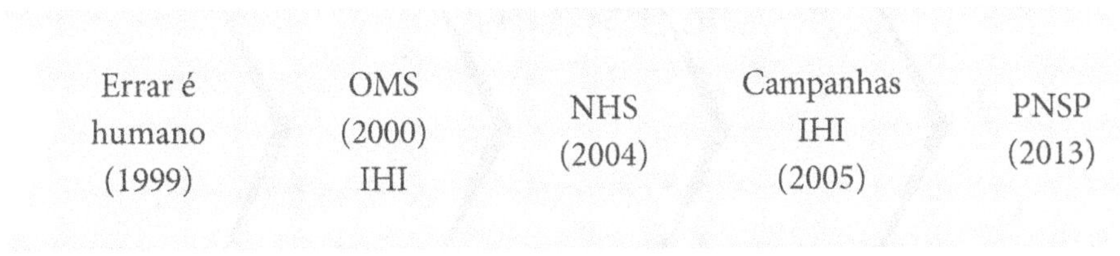

Errar é humano (1999)	OMS (2000) IHI	NHS (2004)	Campanhas IHI (2005)	PNSP (2013)

Dicas relevantes associadas à narrativa do conteúdo apresentado:

1. Estabeleça um conceito para segurança do paciente. Estabeleça elementos ou critérios chaves para orientar a formulação e o desenvolvimento do conceito;

2. Constitua uma biblioteca física ou virtual e passe a compartilhar conteúdos sobre o tema, de forma direcionada, para os gestores e profissionais de sua instituição. Procure organizar pequenos grupos e desenvolva *workshops* dinâmicos de leitura;

3. Crie lemas ou campanhas de comunicação sobre aspectos relevantes vinculados diretamente ao comprometimento pessoal dos profissionais no desenvolvimento de atos seguros;

4. Divulgue dados sobre ocorrências inseguras ou eventos adversos, em caráter educativo, sinalizando assim que eles são possíveis de acontecer. Não personalize ou individualize os dados e informações, mesmo por setores/departamentos/serviços, evitando relacionar possíveis responsáveis diretos pelas ocorrências. Trate o assunto de forma institucional ou sistêmica.

Capítulo 3

A acreditação
como caminho para melhoria da qualidade e segurança

Refletindo...

Qualidade em Saúde pode ser medida, mensurada. O estabelecimento de critérios e padrões para essa mensuração pode não ser simples de se configurar, mas há caminhos já claramente desenhados para alcançar esse objetivo.

Questionando...

Como posso me assegurar de que minha prática ou ação para prestar um cuidado de saúde está de fato em um melhor nível de desempenho? Como definir um referencial para estabelecer consistência na mensuração daquilo que estou fazendo?

Noronha, Costa Junior e Sousa (2014) destacam em um texto sobre Acreditação: "O termo acreditação, na língua portuguesa, é de entrada recente no campo da saúde. Dicionários brasileiros não registravam sequer o termo até anos recentes.

O Caldas Aulete (Lexikon) admite um significado que corresponde a seu emprego no campo da saúde: 'Ação ou resultado de acreditar, de atestar oficialmente a boa qualidade de algo, a competência técnica, a conformidade com um conjunto de requisitos previamente estabelecidos: certificado de acreditação.'

É uma especificação dessa definição que corresponde ao emprego do termo atualmente em uso corrente nos processos de avaliação da qualidade dos serviços de saúde, que será detalhada mais adiante". (Pag. 55)

Parece, assim como a inserção recente da palavra nos dicionários, que a acreditação é também algo recente na história. Entretanto, retomando os fatos registrados em literatura, pode-se verificar que as iniciativas que buscavam introduzir meios ou métodos para a avaliação da qualidade de cuidados e serviços de saúde, no que se enquadra a acreditação, nos remetem ao século XIX e ao início do século XX. Como já citado no capítulo inicial que abordou os conceitos e características da qualidade e segurança, a enfermeira britânica Florence Nightingale, que atuou na Guerra da Criméia em 1853, utilizou processos sistematizados para monitorar a evolução do estado de saúde dos combatentes e pôde observar, como consequência de ações planejadas, a menor incidência de infecções e a melhor recuperação dos pacientes.

Na primeira década do século seguinte, o professor doutor Ernest Amory Codman, nascido em dezembro de 1869 em Boston, Massachusetts, após terminar sua graduação na Universidade de Harvard, passou a atuar como cirurgião no Massachusetts General Hospital. Os relatos o apontam como o primeiro médico americano a acompanhar o progresso de pacientes por meio de sua recuperação, utilizando um método sistematizado (BRAWER, 2001). Para cada paciente que tratava, Codman elaborava um modelo de cartão onde estava descrito o resultado final do processo de tratamento do paciente, o qual continha a história atual, o diagnóstico inicial, o tratamento dado, a ocorrência de complicações, o diagnóstico de alta e propriamente o resultado que, em determinados casos, poderia ser definido após um ano da data inicial de registro do cuidado. Em agosto de 1911, Codman se demitiu do Massachusetts General Hospital e fundou seu próprio hospital. Ele desenvolveu um método de classificação de erros e eventos adversos e publicou seus resultados em um relatório, identificando e documentando abertamente erros e mortes.

No período de 1911 a 1916, Codman monitorou 337 pacientes que haviam recebido alta de seu hospital, dos quais em 137 foram observados 123 erros relacionados com o tratamento. Ele agrupou os erros por tipo, abrangendo problemas como falta de conhecimento ou de habilidade, indicação cirúrgica incorreta, falta de cuidado ou de equipamento e falta de habilidade para estabelecer diagnóstico (http://qualitysafety.bmj.com/content/11/1/104.full). Junto aos erros ele elencou o que chamou de calamidades de cirurgias ou de acidentes e complicações sobre as quais não tinha conhecimento ou controle. Em 1918, Codman publicou esses resultados em um livro intitulado *A study in hospital efficiency: as demonstrated by the case report of the first five years of a private hospital* (*Um estudo sobre a eficiência hospitalar, como demonstrado pelos relatos de casos dos primeiros cinco anos de um hospital privado*).

Acreditar é ter confiança em algo que de fato agregue algum valor ao que realizamos ou buscamos realizar. Não há como acreditar naquilo que não nos oferece certezas!

Reitero, portanto a minha narrativa inicial de que, dessa mesma linha histórica, surgem os fatos que configuraram o que hoje é conhecida como a metodologia de acreditação de sistemas e serviços de saúde. O trabalho de Nightingale e os estudos de Codman foram os primeiros a apontar um conjunto de questões, dificuldades e problemas no cuidado prestado aos pacientes, que comprometiam tanto a qualidade, como que hoje também entendemos como a segurança desses pacientes. Mostraram também que ações sistematizadas e dados organizados nos permitem melhorar a qualidade daquilo que realizamos como atividades e práticas no cuidado prestado aos pacientes. Codman participou de um Congresso Clínico de Cirurgiões em 1912, onde destacou a importância de prontuários clínicos adequados como meios para o desenvolvimento de estudos, através dos quais se poderiam medir a eficiência dos hospitais na prestação de cuidados. Até hoje, muitos dos estudos sobre qualidade e segurança se baseiam fundamentalmente na análise de prontuários clínicos de pacientes, ratificando a importância do trabalho desse médico, que buscava uma percepção clara, por seus pares, sobre a importância do adequado e completo registro de dados nesses documentos.

No ano seguinte ao Congresso Clínico de Cirurgiões, 1913, mesmo tendo Codman relatado e publicado o estudo onde erros de cirurgiões também estavam incluídos, ele foi um dos fundadores do American College of Surgeons (ACS) (Colégio Americano de Cirurgiões), entidade que mais tarde viria a participar da criação da primeira agência acreditadora do mundo. Um dos trabalhos que pode ser considerado o embrião dos atuais manuais de acreditação, foi o que definiu os chamados *Minimum Standards* (Padrões Mínimos). O primeiro documento que tratou dos padrões mínimos foi publicado pelo ACS em dezembro de 1919 e tinha como propósito criar um programa de padronização para os hospitais, para o qual Codman foi indicado como presidente (http://neses.com/e-amory--codman-pioneer-new-england-shoulder-surgeon/). Em 1918, o ACS iniciou a inspeção de hospitais baseado nos padrões mínimos e, de 692 hospitais visitados, apenas 89 atenderam aos requisitos dos padrões. Era uma demonstração clara da situação de calamidade que Codman já havia citado em seus trabalhos.

Os padrões mínimos foram constituídos em cinco itens sendo, numa tradução livre, os seguintes:

1. Que médicos e cirurgiões que têm privilégios para atuar no hospital, estejam organizados como um grupo definido ou um corpo de médicos.

2. Que os membros que fazem parte do corpo de médicos estejam restritos como médicos e cirurgiões que: a) tenham graduação completa em medicina de boa reputação e legalmente licenciados para atuar em suas províncias ou estados; b) sejam

competentes em seus respectivos campos de atuação; c) dignos de caráter em questões de ética profissional;

3. Que o corpo médico inicie e, com a aprovação da direção do hospital, adote regras, regulamentos e políticas que orientem o trabalho profissional do hospital e que essas regras, regulamentos e políticas especificamente prevejam:

a) Que encontros do corpo médico sejam realizados pelos menos uma vez por mês;

b) Que o corpo médico revise e analise, em intervalos regulares suas experiências clínicas nos vários departamentos do hospital, como clínica, cirurgia, obstetrícia e a outras especialidades, os prontuários dos pacientes, públicos e particulares, para servir como base para suas revisões e análises;

4. Que prontuários precisos e completos sejam escritos para todos os pacientes e arquivados de maneira acessível no hospital – um prontuário completo é o que inclui dados da identificação, queixas, histórico pessoal e familiar, história da doença atual, exame físico, exames especiais, como consultas, exames laboratoriais, radiológicos e outros, diagnóstico provisório ou fechado, tratamento médico ou cirúrgico, achados patológicos, notas de evolução, diagnóstico final, condições de alta, acompanhamento e, em caso de óbito, achados da autópsia;

5. Que instalações para diagnóstico e tratamento sob supervisão competente estejam disponíveis para o estudo, diagnóstico e tratamento de pacientes, que devem incluir, pelo menos: a) um laboratório clínico que ofereça serviços químicos, bacteriológicos, sorológicos e patológicos; b) um departamento radiológico que ofereça serviços radiológicos e fluoroscópicos;

Como desdobramento da descrição e utilização dos padrões mínimos, em 1926 foi elaborado o primeiro manual de padrões que continha apenas 18 páginas. Os padrões mínimos foram expandidos a partir do trabalho do comitê presidido por Codman e foram evoluindo ao longo do tempo, tendo servido como base para a criação do primeiro manual de acreditação. Ao longo do período de utilização do manual de padrões, diversos hospitais foram avaliados e, em 1950, mais de 3.200 já tinham alcançado conformidade com esses padrões. A utilização regular desses padrões permitiu um aprimoramento de sua aplicação e de seu conteúdo, sendo então adotados pela Joint Commission on Accreditation of Hospitals (JCAH) como o primeiro manual para o programa de acreditação. A JCAH foi criada em 1951 e nesse ato participaram o American College of Surgeons (ACS) (Colégio Americano de Cirurgiões), o American College of Physicians (ACP) (Colégio Americano de Clínicos), a American Hospital Association (AHA) (Associação Americana de Hospitais), a American Medical Association (AMA) (Associação Médica Americana) e a Canadian Medical Association (CMA) (Associação Médica Canadense). A reunião dessas entidades configurava o caráter de uma comissão conjunta, o que se reproduziu no nome da agência acreditadora. Em 1952, o ASC transferiu oficialmente o programa de avaliação para a JCAH, que passou a utilizá-lo comercialmente a partir de janeiro de 1953.

O termo acreditação foi introduzido justamente com o objetivo de indicar que um processo estava estabelecido para verificar o quanto de credibilidade ou confiança determinado serviço ou instituição possuía, frente a um conjunto de padrões, critérios ou requisitos preestabelecidos, conforme apresentado em minha abordagem inicial nesse capítulo. Esse conjunto de padrões, critérios ou requisitos utilizados pela metodologia de acreditação está, como regra geral, organizado em manuais, como os inicialmente aplicados pela JCAH para os hospitais americanos. Eram os primeiros parâmetros que, estruturados, serviram como base de uma avaliação voltada exclusivamente para processos desenvolvidos em instituições de saúde. Inicialmente estavam configurados para avaliar padrões mínimos de qualidade. A expectativa era de que os hospitais avaliados pudessem demonstrar um grau de conformidade satisfatório na execução dos processos previstos no âmbito dos padrões, critérios ou requisitos aplicáveis aos seus serviços, considerando-se o perfil e complexidade de cada hospital avaliado. Cabe destacar que os padrões eram destinados, naquela ocasião, exclusivamente a hospitais, o que evoluiu posteriormente para outros tipos de instituições.

Avaliar pressupõe emitir um julgamento. Avaliar sem critérios ou requerimentos preestabelecidos pressupõe emitir julgamentos sem base técnica, científica ou legal adequada!

Constituía-se então a relação entre acreditação e melhoria da qualidade. A partir da introdução dessa nova metodologia, por meio de padrões e critérios organizados em manuais, um conjunto de conceitos e princípios pode ser aplicado para mensurar o quanto processos e atividades desenvolvidos para a prestação de cuidados de saúde atendiam determinado nível de conformidade, ainda considerados mínimos. Em 1970, a JCAH revisa o objetivo de aplicação dos padrões e passa a adotar a perspectiva de ótimo alcançável (*optimal achievable*) para determinar os níveis de qualidade esperados para os processos e atividades (http://www.jointcommission.org/assets/1/6/Joint_Commission_History.pdf). A mudança se deu com base na análise de que os hospitais haviam alcançado elevado grau de conformidade com os padrões mínimos até então estabelecidos, ancorados também na evolução e na contribuição do que determinava a legislação americana para as instituições de saúde.

O ótimo alcançável permitiu um avanço significativo no formato do programa de acreditação. Havia sido criado um novo princípio de melhoria contínua da qualidade. Os padrões de acreditação, em seu novo formato, não estabeleciam limites definidos, mas, sim, estimulavam avanços na busca do "grau superior", ou seja, desafiava gestores e profissionais a fazer sempre melhor. Os padrões passaram a funcionar como "bússolas", orientando ou direcionando o caminho para a melhoria. No trabalho de educação que desenvolvemos como parte do programa de acreditação, é comum identificar profissionais que têm empenho e vontade em melhorar, mudar, mas não sabem exatamente o porquê e como promover essa ação. O que seria um prontuário ótimo? O que seria uma avaliação inicial de paciente ótima? O que seria um plano de cuidados ótimo? O que seria um profissional com ótima qualificação ou credenciais? Perguntas que permeiam o dia a dia de muitos que atuam em instituições de saúde. Os requisitos ou requerimentos dos padrões passaram a elencar o que se define como expectativas para atendê-los. Os padrões estabelecem as referências para o que se define como ótimo alcançável, no entanto, não estabelece os meios para esse alcance. Esse é o "pulo do gato" na dinâmica de aplicação dos padrões de acreditação. Não se pretende configurar um rol de instituições idênticas, absolutamente semelhantes em seus *modus operandi*. A lógica é apontar o que se deve alcançar, mas cada instituição encontrará seu próprio caminho e meios, permitindo assim que o diferente se direcione para o mesmo, ou seja, a melhoria contínua dos processos.

Outra lógica do programa de acreditação relacionada com a melhoria contínua tem a ver com o estabelecimento da necessidade de revalidação dos selos ou certificados de acreditação concedidos ou outorgados às instituições. Essa obrigatoriedade impõe às instituições a necessidade de evoluir e monitorar seu *status* de qualidade ao longo do ciclo de reacreditação. A JCAH definiu, na sua fase inicial, o ciclo de três anos para reavaliar cada instituição acreditada. A partir de 1970, em função de uma revisão do processo de avaliação, o prazo para a reacreditação foi reduzido para dois anos e, caso os achados dos relatórios de avaliação indicassem que determinadas melhorias ainda necessitavam ser feitas ou completadas no conjunto geral dos requisitos dos padrões, o prazo era ainda menor, de um ano. A partir de 1982, o prazo foi novamente ampliado para três anos, o que se mantém no caso da acreditação americana e da JCI até os dias atuais.

No desenvolvimento de meu trabalho, na educação e avaliação com base nos padrões de acreditação, fica claro que melhores resultados terão aquelas instituições capazes de mudar, de criar, de transformar. A melhoria contínua é um néctar viciante. Sair do status quo, da chamada zona de conforto não é uma tarefa fácil, especialmente em instituições de maior complexidade ou naquelas onde não foram trabalhados conceitos básicos sobre melhoria da qualidade. Produzir os meios, métodos, instrumentos e ferramentas para as mudanças é um desafio que demanda tempo e esforço árduo. Não há como enquadrar um programa de melhoria de qualidade e segurança, com base na metodologia de acreditação, como algo possível sem muito investimento institucional, profissional, financeiro e até pessoal.

A partir de 1966, quando foram criados os padrões para serviços de longa permanência, a acreditação da JCAH começou a trabalhar com outros tipos de instituições de saúde, além dos hospitais. Em 1970 foram os padrões para serviços psiquiátricos. Em 1976 para serviços ambulatoriais. Em 1998 para serviços de atenção domiciliar (*home care*). Nos anos seguintes novos segmentos de serviços foram sendo incorporados e em 1987, para evidenciar essa ampliação do escopo de sua atuação, a JCAH mudou de nome para Joint Commission on Accreditation of Healthcare Organizations (JCAHO) (Comissão Conjunta de Acreditação de Organizações de Saúde). Outra mudança importante introduzida junto com o novo nome foi o foco da avaliação externa, que passava a se orientar para o desempenho dos serviços da instituição frente aos padrões do manual para hospitais. Em 1992, essa nova vertente foi completada na revisão dos padrões do manual hospitalar, que passou a incorporar e enfatizar conceitos de melhoria de desempenho, o que aconteceu depois para todos os demais manuais em 1995.

Os conceitos ou definições sobre a acreditação foram se sucedendo ao longo de sua evolução. Três distinções podem ser identificadas nas definições, as quais incluíam o caráter voluntário do processo, a aplicação por organismos não governamentais e a utilização de padrões preestabelecidos. No Quadro 4 abaixo podemos identificar diferentes definições apresentadas para a metodologia de acreditação, aplicadas no Brasil e em diferentes países do mundo.

Quadro 4: definições aplicadas à metodologia de acreditação

Instituição	Descrição
Joint Commission International	Metodologia de avaliação externa de serviços e sistemas de saúde, que utiliza padrões ótimos de desempenho, direcionados para os processos de cuidados ao paciente e gestão dos serviços. (www.jointcommissioninternational.org)
Ministério da Saúde - Brasil	É o método de consenso, racionalização e ordenação das instituições hospitalares e, principalmente, de educação permanente dos seus profissionais, expressando-se pela realização de um procedimento de avaliação dos recursos institucionais, voluntário, periódico e reservado, que tende a garantir a qualidade de assistência por meio de padrões previamente estabelecidos. (http://www.arca.fiocruz.br/bitstream/ icict/4703/2/715.pdf)
Accreditation Committee for Healthcare (Estados Unidos)	Acreditação é um tipo de avaliação da qual organizações de Saúde participam para demonstrar a capacidade de atingir um grupo de critérios e padrões predeterminados estabelecidos por uma agência de acreditação profissional. (http://www. achc.org/getting-started/what-is-accreditation)
The Australian Council on Healthcare Standards	Acreditação é o reconhecimento público por um organismo de acreditação em Saúde da conquista de padrões de acreditação por uma organização de Saúde, demonstrada através de uma avaliação de pares independentemente do nível de performance daquela organização em relação aos padrões. (http://www.achs.org.au/about-us/ what-we-do/what-is-accreditation/)
Accreditation Association Of Ambulatory Health Care	Acreditação é uma avaliação externa, independente da prestação de uma organização de Saúde em comparação a padrões aceitos nacionalmente e às suas próprias políticas, procedimentos, processos e resultados. (http://www.aaahc.org/ en/my-care/)

Fonte: *sites das instituições citadas nas descrições*

É importante se estabelecer a diferença da metodologia de acreditação com outros processos que também avaliam ou se prestam a algum tipo de verificação em instituições de saúde. Entre os mais comuns estão o licenciamento e a certificação, que incluem componentes de obrigatoriedades legais e sanitárias. O Quadro 5 abaixo apresenta as diferenças conceituais entre acreditação, licenciamento e certificação.

Quadro 5: diferenças entre acreditação, licenciamento e certificação

Instituição	Descrição
Acreditação	Reconhecimento público por um organismo nacional de acreditação do atendimento a padrões de acreditação por uma instituição de saúde, demonstrado através de uma avaliação por peritos externos independentes, do nível de desempenho da instituição em relação aos padrões.
Certificação	Reconhecimento formal de conformidade com as normas definidas (por exemplo, séries ISO 9000 para sistemas de qualidade) validados por auditoria externa por uma entidade autorizada.
Licenciamento	Processo pelo qual um governo concede permissão de autoridade, geralmente na sequência de inspeções em relação aos padrões legais mínimos, para um profissional de saúde, em caráter individual, ou a uma instituição para operar ou desenvolver uma ocupação ou profissão.

Fonte: *Rooney, A.L. & van Ostenberg, P. R., 1999.*

Observa-se no quadro acima a clara distinção que identifica a acreditação como uma ação que se baseia em padrões de desempenho e não em exigências ou requerimentos mínimos. Na leitura dos manuais de acreditação e dos respectivos padrões, nas diferentes metodologias utilizadas no mundo, pode-se identificar que estes já trazem em seu escopo a exigência clara de que legislações e regulamentos aplicáveis e vigentes em cada país devem ser completamente atendidos. A conformidade com leis e regulamentos é um requisito necessário para que a instituição se candidate a um processo de avaliação para acreditação. Uma lógica também aplicada ao contexto da acreditação é o uso da palavra avaliação em lugar de auditoria. Segundo as definições adotadas pelos autores apresentados no capítulo inicial e ainda a que está descrita no dicionário Michaelis, uma avaliação se propõe a apreciar, estimar, determinar uma condição justa, cuja ação é desempenhada por avaliadores. No caso da auditoria, identifica-se uma ação de cunho analítico, cujos exemplos se apoiam em fiscalizar, verificar itens específicos, como auditorias contábeis ou legais. Portanto, torna-se muito mais adequado o uso da palavra avaliação, permitindo assim estabelecer a clara diferença no propósito das avaliações externas realizadas no caso da metodologia de acreditação.

Em sua dissertação apresentada para obtenção do título de mestre em Avaliação, onde trata de uma avaliação sobre a utilização da metodologia do rastreador em avaliações que são parte do programa de acreditação, Maria Manuela Santos (2012) descreve: "Os padrões da Acreditação tratam de vários e diferenciados aspectos relacionados com os processos de segurança e cuidado ao paciente e gerência dos serviços. Esse conteúdo dos padrões apresenta aos gestores e profissionais um universo de referências e parâmetros de qualidade, que lhes possibilitam evidenciar, objetivamente, características e atributos definidos para os processos desenvolvidos nos diferentes serviços da instituição. Nesse conjunto, estão incluídas também as leis e regulamentos relacionados com cada segmento ou perfil de serviço avaliado, garantindo que a instituição esteja em conformidade com esses requerimentos legais. Através desses padrões, novos conceitos são introduzidos e se tornam elementos concretos que apoiam a gestão e o trabalho técnico profissional, seja no segmento clínico ou administrativo". (p. 26).

O que diferencia as distintas metodologias ou modelos de acreditação são os tipos de padrões, os métodos de avaliação e os ciclos de reacreditação estabelecidos em cada um. Por exemplo, a Joint Commission International (JCI), que atua em âmbito internacional, em vários países, em seu manual para hospitais, 5a edição – 2014 (www.jointcommissioninternational.org) adota padrões organizados em capítulos, que retratam macro processos de cuidados ou de gerenciamento de uma instituição de saúde. No caso do *Manual Hospitalar da Organização Nacional de Acreditação* (ONA), 4a edição – 2014 (www.ona.org.br), os padrões estão organizados em Seções e estas em Subseções. Esse formato de organização em ambos os casos, JCI e ONA, se aplica aos diferentes manuais que são utilizados para os diversos tipos de instituições alvo dos programas de acreditação, entre hospitais, serviços ambulatoriais ou especializados (clínicas), serviços de atenção domiciliar e outros, que são apresentados no Quadro 6 abaixo, conforme cada instituição acreditadora.

Os padrões são tidos como os referenciais que devem ser integralmente cumpridos. Outra diferença se dá na forma de esclarecer ou explicar o que cada padrão tem como exigências ou requerimentos. No caso dos manuais da JCI, para cada padrão são descritos os propósitos (*intents*) de sua aplicação, onde são descritos os elementos que compõem o enunciado do padrão, assim como exemplos para facilitar o entendimento pelo leitor. No caso da ONA é utilizado um formato que traz os requisitos em formato orientativo, sem uma descrição mais detalhada. No caso da JCI também são enumerados os elementos de mensuração para cada padrão, indicando ao leitor quais serão os itens que os avaliadores irão verificar e utilizar para a pontuação, os quais, posteriormente, definem se a instituição será ou não acreditada.

Quadro 6: tipos de programas aplicados pela JCI e ONA

JCI	ONA
• Hospitais	• Hospitais
• Serviços Ambulatoriais	• Laboratório
• Serviços de Atenção Domiciliar	• Atenção Domiciliar
• Serviços de Cuidados Prolongados	• Nefrologia e Terapia Renal Substitutiva
• Serviços de Atenção Primária	• Hemoterapia
• Rede de Serviços	• Diagnóstico por Imagem, Radioterapia e Medicina Nuclear
• Serviços de Transporte Médico	• Serviços de Manipulação
• Programas de Cuidados Clínicos	• Processamento de Roupas para Serviços de Saúde
	• Programas de Saúde e Prevenção de Riscos
	• Serviços de Dietoterapia
	• Serviços de Esterilização e Reprocessamento de Materiais
	• Ambulatório
	• Pronto-Atendimento
	• Serviços Odontológicos

Fonte: *Sites JCI – www.jointcommissioninternational.org e ONA – www.ona.org.br*

O Quadro 7 abaixo apresenta a organização dos padrões nos manuais de acreditação para instituições de saúde hospitalares da JCI e da ONA, em suas edições publicadas com vigência a partir de 2014.

Quadro 7: organização dos padrões nos manuais JCI e ONA

JCI

Capítulos com foco no paciente

1. Metas Internacionais de Segurança do Paciente (IPSG)
2. Acesso ao Cuidado e Continuidade do Cuidado (ACC)
3. Direitos do Paciente e Familiares (PFR)
4. Avaliação do Paciente (AOP)
5. Cuidados ao Paciente (COP)
6. Cuidados Anestésicos e Cirúrgicos (ASC)
7. Gerenciamento e Uso de Medicamentos (MMU)
8. Educação de Pacientes e Familiares (PFE)

*As siglas entre parênteses referem-se aos capítulos na versão em inglês.

Seções	Gestão e Liderança	Apoio Técnico
Subseções	1. Liderança 2. Gestão de Pessoas 3. Gestão Administrativa 4. Gestão de Suprimentos 5. Gestão da Segurança Patrimonial 6. Gestão da Estrutura Físico-Funcional	1. Sistema de Informação do Paciente/Cliente 2. Gestão de Equipamentos e Tecnologia Médico-Hospitalar 3. Prevenção, Controle de Infecções e Evento Sentinela 4. Processamento e Liberação

Capítulos com foco na administração da instituição de saúde

9. Melhoria da Qualidade e Segurança do Paciente (QPS)

10. Prevenção e Controle de Infecções (PCI)

11. Governo, Liderança e Direção (GLD)

12. Gerenciamento das Instalações e Segurança (FMS)

13. Educação e Qualificação de Profissionais (SQE)

14. Gerenciamento de Informações (MOI)

*As siglas entre parênteses referem-se aos capítulos na versão em inglês.

Abastecimento e Apoio Logístico	Diagnóstico e Terapêutica	Atenção ao Paciente/Cliente
1. Processamento de Roupas	1. Processos Pré-Analíticos	1. Gestão do Acesso
2. Processamento de Materiais e Esterilização	2. Processos Analíticos	2. Internação
3. Armazenamento e Transporte de Materiais Biológicos	3. Processos Pós-Analíticos	3. Atendimento Ambulatorial
4. Higienização	4. Métodos Diagnósticos e Terapêuticos	4. Atendimento em Emergência
	5. Diagnóstico por Imagem	5. Atendimento Cirúrgico
	6. Medicina Nuclear	6. Atendimento Obstétrico
	7. Radioterapia	7. Atendimento Neonatal
	8. Radiologia Intervencionista	8. Tratamento Intensivo
	9. Métodos Endoscópicos e Videoscópicos	9. Mobilização de Doadores
		10. Triagem de Doadores e Coleta
		11. Assistência Hemoterápica
		12. Terapia Dialítica
		13. Terapia Antineoplásica
		14. Assistência Farmacêutica
		15. Assistência Nutricional

Fonte: *Manual de Padrões de Acreditação da Joint Commission Interantional para Hospitais – Tradução Oficial para o Português – 5ª edição - 2014 - JCI e Manual das Organizações Prestadoras de Serviços de Saúde – 4ª edição - 2014 - ONA.*

A verificação dos requisitos dos padrões também é feita em formatos diferentes nas distintas metodologias. Continuando no exemplo da JCI, foi introduzida uma inovação em seu método de avaliação que foi testada e incorporada pelo programa da The Joint Commission (TJC) nos Estados Unidos, da qual a JCI é subsidiária. Em 2004, a TJC passou a desenvolver a metodologia de rastreador (*tracer methodology*) nas avaliações das instituições de saúde americanas que participavam de seu programa (www. jointcommissioninternational.org/tracer-methodology). A metodologia de rastreador, segundo a TJC, é um método no qual avaliadores selecionam um paciente e usam o seu prontuário individual como um roteiro para se movimentar dentro da instituição para avaliar a conformidade com os padrões selecionados e com os sistemas da instituição que têm relação com os serviços e cuidados prestados àquele paciente, o que é extrapolado para os demais pacientes ou casos.

A TJC abandonou, portanto, o método de programar visitas aos setores/serviços/departamentos, onde buscava avaliar os processos em seus ambientes específicos. Não havia a lógica de olhar os processos sob o ponto de vista das necessidades do paciente. O método anterior não permitia aos avaliadores identificar possíveis dificuldades ou comprometimento dos processos quando extrapolavam os ambientes de cada unidade avaliada. A metodologia de rastreador permitiu a verificação transversal e multiprofissional dos processos de cuidado, segundo as necessidades de cada paciente, onde os requerimentos de integração e coordenação tinham importância capital no nível de qualidade e segurança prestado pelos profissionais e pelos setores/serviços/departamentos.

Quatro anos depois, ou seja, em 2008, a JCI também passou a conduzir avaliações com base na metodologia do rastreador. Foi uma inovação que abriu uma capacidade de avaliação muito mais abrangente, coerente, lógica e consistente, não somente para os avaliadores, como também para os gestores e profissionais das instituições avaliadas. A seleção de pacientes pelos avaliadores é aleatória, conforme o censo diário, incluindo agendas de centros cirúrgicos, de serviços diagnósticos e ambulatoriais, com base no perfil de serviços e de atendimentos prestados por cada instituição. Dessa forma, não é possível prever que pacientes serão de fato escolhidos pelos avaliadores. Além disso, a seleção de novos pacientes é feita na medida da necessidade e da linha avaliativa de cada avaliador, conforme o consenso de trabalho da equipe. Uma equipe base que é composta para uma avaliação de acreditação pelo CBA-JCI, inclui profissionais médicos, enfermeiros e com perfil em administração em saúde, o que permite um olhar multidisciplinar a partir dos conhecimentos e experiências dos membros da equipe e na interação com os profissionais da instituição avaliada.

A metodologia do rastreador também permitiu o desenvolvimento de uma avaliação mais concreta e interativa, uma vez que se baseia na seleção de casos reais, segundo os pacientes internados ou atendidos por cada instituição. Isso propicia uma análise mais direcionada e pautada em fatos, situações ou experiências que o paciente realmente vivenciou durante sua permanência na instituição. O ponto de partida do rastreamento é o local onde o paciente está localizado e o seu prontuário ou ficha de atendimento. O conceito é retroceder nos processos e caminhos que o paciente percorreu até aquele momento, assim como prever e avançar nos caminhos previstos até a finalização de seu cuidado ou tratamento. O Quadro 8 abaixo apresenta algumas diferenças entre os métodos de avaliação utilizados pela JCI antes e depois de 2008.

Quadro 8: diferenças entre o método anterior de avaliação (antes de 2008) e a metodologia do rastreador

Método de avaliação anterior a 2008	Metodologia Rastreador, a partir de 2008
Antigo – sistema de foco nos departamentos: • Planejado e previsível a partir de agendamento • Verificação com foco nos processos sistêmicos dos departamentos	Novo – sistema de foco no paciente: • Mais interativo e imprevisível • Verificação com foco nos sistemas e processos e.x.: medicação, controle de infecção, qualidade dos dados e competências

Fonte: JCI – Tracer Methodology

A metodologia do rastreador tem variações na sua aplicação conforme apresentado no Quadro 9 abaixo.

Quadro 9: variações de aplicação da Metodologia do Rastreador

Metodologia do Rastreador	
Rastreador individual de paciente	Foco onde o paciente pode ter maior risco e maior volume de atendimento ou é um problema de ponta para a instituição. O avaliador faz a seleção do paciente com base no perfil assistencial e complexidade de serviços.
Rastreador baseado em sistemas	Questões que são relevantes e abrangentes na instituição e que têm impacto em função do volume ou do risco para o paciente, como o uso de medicamentos, controle de infecção, indicadores e gerenciamento de informação.
Rastreador focal	Trata de questões específicas identificadas através dos rastreadores anteriores, como, por exemplo, gerenciamento da dor, consentimento informado, contenção, que devem ter maior foco de atenção ou de aprofundamento pelos avaliadores.

Fonte: JCI – Tracer Methodology

Santos (2012), em sua dissertação que trata da utilização da metodologia de rastreador, cita Kessner, Kalk e Singer (1973), que definiram dois objetivos para a aplicação da metodologia do rastreador que são avaliar a qualidade dos cuidados prestados e identificar oportunidades de melhoria. De fato, na experiência de aplicação da metodologia nas instituições onde o processo de acreditação é implantado, o relato dos profissionais é de que a oportunidade de identificar um problema, em função do rastreamento de casos reais, torna a avaliação mais rica e produtiva, uma vez que, em muitos casos, é possível de imediato adotar uma ação de melhoria. A participação junto ao avaliador ganhou muito mais espaço e interatividade, uma vez que a troca de informações é constante, conforme os casos selecionados no transcorrer das avaliações. Em diferentes situações, mesmo atuando com frequência na instituição, os profissionais relatam que se deparam com situações novas ou inesperadas quando o avaliador aplica o seu conhecimento com base nos padrões. Em seu estudo, Santos mostrou os resultados das entrevistas, feitas em grupos focais, as quais identificaram considerações e atitudes positivas dos profissionais que realizam avaliações utilizando o rastreador, destacando:

"Os depoimentos dos participantes reconhecem que os resultados do Tracer são positivos e dão credibilidade ao próprio método.
A resistência ao método desaparece quando se veem os resultados da avaliação.
O avaliado vê logo como as coisas funcionam e porque os critérios têm fundamento.
Há menos réplica às sugestões, estas são mais aceitas.
Embora a princípio gere mais insegurança, é mais rico nos resultados.
Há mais retorno positivo dos avaliados acerca do método de avaliação.
Facilita a mudança". (p. 45).

Como o programa e os manuais de acreditação são baseados em padrões de excelência e visam níveis ótimos de desempenho, posso observar, como parte de meu trabalho, que o esforço para atender seus requerimentos é muito diversificado entre as instituições. Como já citado anteriormente, há uma necessidade de investimentos significativos para se obter um selo ou certificado de acreditação. Um diferencial de melhor desempenho nesse sentido é a capacidade de gestão e de organização de recursos que as instituições apresentam a partir da implantação do programa. Faz-se necessário uma participação direta e efetiva das lideranças da instituição, uma vez que as ações de mudanças ou de melhorias implicam, em muitas situações, em tomadas de decisões estratégicas que condicionam impactos de nível institucional.

Quando as atribuições de coordenação ou de condução do programa de acreditação são delegadas pela direção para profissionais de nível operacional ou de lideranças distantes do nível executivo, o desdobramento do processo se torna lento e difícil para as instituições. Algumas ficaram pelo caminho, por pura falta de capacidade de responder, não aos requisitos dos padrões em si, mas às suas próprias demandas e necessidades. Não foram capazes de estruturar, por exemplo, as lideranças dos processos de mudança ou ainda de definir suas prioridades de investimentos, destinados a aspectos físicos, estruturais ou ainda de recursos humanos. Não foram capazes de promover e muito menos de sustentar as mudanças frente aos que definem os requisitos dos padrões internacionais.

Algumas instituições alcançaram êxito com tempos menores, mas não menos que 18 meses nos casos das instituições hospitalares. A acreditação prevê mudanças de comportamento, de atitudes, de modelos assistenciais e gerenciais. Não são possíveis de serem feitas em curto período de tempo. Reitero o papel das lideranças que, quando organizadas e devidamente reconhecidas, conseguem planejar, priorizar, decidir, promover a mudança, sensibilizar e comprometer os profissionais, assim como alocar recursos financeiros, materiais e humanos. O selo ou certificado de acreditação é uma consequência de um médio ou longo processo de implementação de mudanças e melhorias, que têm os padrões e seus requisitos como parâmetros. O tempo médio de um ciclo inicial para obter um selo de acreditação gira entre 18 e 24 meses para os hospitais e entre 12 e 18 para as instituições não hospitalares.

O número de instituições atualmente acreditadas, tomando como base apenas o Brasil, em relação, por exemplo, ao número total de hospitais cadastrados no Cadastro Nacional de Estabelecimentos de Saúde (CNES) (http://cnes.datasus.gov.br/Lista_Es_Nome.asp?VTipo), demonstra a dificuldade de se obter selos ou certificados de acreditação. São cerca de 7.000 hospitais cadastrados e, até o momento, considerando os dados disponíveis nas páginas das quatro agências acreditadoras, ONA, IQG-ACI, CBA-JCI e DNV, o percentual de hospitais acreditados aparece em torno de 4%. Considerando os números das demais instituições não hospitalares, comparados aos dados totais de estabelecimentos do CNES, o percentual de acreditados não chegaria a 1%.

Há no Senado Federal um projeto de lei do senado (PLS) que está tramitando e que propõe a alteração da lei nº 8.080, de 19 de setembro de 1990 (Lei Orgânica da Saúde), para dispor sobre a obrigatoriedade de avaliação, acreditação e certificação da qualidade de hospitais (http://www.senado.gov.br/atividade/materia/detalhes.asp?p_cod_mate=105330&p_sort=DESC&p_sort2=A&p_a=0&cmd=sort). É uma perspectiva que se aplicaria somente a hospitais em uma etapa inicial. Entretanto, o texto de apresentação da matéria já indica uma possibilidade de revisão posterior, cuja proposição seria incluir todas as instituições de saúde que funcionam no território nacional. A PLS prevê que as autoridades sanitárias seriam responsáveis por elaborar o regulamento que estabeleceria a metodologia, os padrões e os indicadores a serem utilizados no método de certificação. Vejo com muita preocupação uma proposta dessa natureza, em caráter obrigatório ou regulamentar. Como citado anteriormente, uma das prerrogativas da acreditação é o seu caráter voluntário, espontâneo. Mesmo assim, quando uma instituição assume essa "vontade" de melhorar e qualificar seus serviços, já existem resistências e barreiras que são muito difíceis de atravessar, o que é a realidade nas atividades que desenvolvo como parte das ações de educação e de implantação de programas de acreditação.

Em nosso país a cultura do obrigatório tem muitos vieses que distorcem objetivos e propósitos de leis e regulamentos que poderiam contribuir de forma significativa com o que seria lógico e correto de se alcançar. Temos muitos exemplos e vejo que esse poderia ser mais uma situação onde os processos de implantação e avaliação de qualidade e segurança seriam conduzidos de forma inadequada ou sob um caráter de "vamos fazer parecer que temos" para atender ao regulamento. Mas, quero continuar com meu pacto de otimismo e acreditar que poderemos ganhar benefícios, caso o projeto de lei seja aprovado.

Fazendo o que é correto, temos maiores oportunidades de alcançar aquilo que queremos. Mas o que queremos? Não saberemos a resposta se não estabelecermos o que acreditamos ser um ideal, uma meta, mesmo que pareça distante do real!

A evolução do processo de acreditação da metodologia americana aplicada pela JCAH, sustentada por seu pioneirismo, foi o pano de fundo para a criação de novos modelos e novas agências de acreditação no mundo. Em 1958, a Canadian Medical Association (AMC) (Associação Médica Canadense) se retirou do grupo que fundou a JCAH e criou um modelo próprio para aquele país. Inicialmente chamado de Canadian Council for Accreditation of Hospitals (CCAH) (Conselho Canadense de Acreditação de Hospitais), hoje tem o nome de Accreditation Canada (http://www.accreditation.ca/our-history), que também atua em nível internacional com a designação de Accreditation Canada International (ACI). A ACI tem uma *joint venture* com o Instituto Qualisa de Gestão (IQG) no Brasil. No Quadro 10 abaixo pode-se observar exemplos de países onde existem mais de um modelo/agência de acreditação, que evoluíram de forma mais abrangente e diversificada.

Quadro 10: exemplos de países com mais de um modelo/agência de acreditação

Estados Unidos	Canadá	Austrália	África do Sul	Reino Unido
The Joint Commission	Accreditation Canada	Quality Improvement Council	The Council for Health Service Accreditation of Southern Africa	Health Quality Service
Joint Commission International	Standards Council of Canada	Health and Disability Auditing Australia Pty Ltd	Australian Safety and Quality Health Service Accreditation	Hospital Accreditation Programmes
American Osteopathic Association's Healthcare Facilities Accreditation Program	Canadian Accreditation Council	Global-Mark Pty Ltd	The South African National Accreditation System	Clinical Standards Board for Scotland
National Integrated Accreditation for Healthcare Organizations (NIAHO)	The Canadian Council for Accreditation of Pharmacy Programs	Australian Aged Care Quality Agency	----	----

Quadro 10: exemplos de países com mais de um modelo/agência de acreditação (continuação)

Estados Unidos	Canadá	Austrália	África do Sul	Reino Unido
National Committee for Quality Assurance	Canadian Accreditation Council of Human Services	Australian General Practice Accreditation Ltd / Quality in Practice Pty Ltd	----	----

Fonte: pesquisa em sites e contatos feitos pelo autor em atividades internacionais.

O avanço global da acreditação e a diversidade de instituições e de programas que foram sendo criados em todo o mundo, mobilizou a atenção da comunidade internacional para essa metodologia. Um conjunto de instituições envolvidas ou interessadas iniciou encontros e discussões para buscar uma definição de meios e propostas para organizar a rápida disseminação de entidades acreditadoras e de programas de acreditação pelo mundo. Em 1984, teve lugar, na Suécia, um encontro de profissionais de saúde, do qual foi encaminhada a proposta de criação da International Society for Quality in Health Care (ISQua), sociedade científica com o objetivo de promover a qualidade dos cuidados de saúde por todo o mundo. A ISQua é, na atualidade, o que podemos designar como a agência acreditadora que avalia e acredita entidades acreditadoras em nível internacional (http://www.isqua.org/who-we-are/timeline). Em 1999, a ISQua lançou um programa de lideranças para acreditação que, posteriormente, se transformou no programa internacional de acreditação de processos de avaliação externa.

Na atualidade a ISQua tem três programas de acreditação, com respectivos manuais e padrões, sendo um para a própria entidade acreditadora, um para o conjunto de padrões utilizados pela acreditadora e programas de acreditação aplicados pela entidade acreditadora e um para os programas de treinamentos dos avaliadores que integram as equipes das entidades acreditadoras. Portanto, uma instituição pode ser acreditada como entidade acreditadora, além de ter seus padrões e programas também acreditados. Inicialmente esse programa foi denominado como ALPHA e em 2005 recebeu o novo nome de International Accreditation Programme (IAP) (Programa Internacional de Acreditação). Na página da ISQua podem ser identificadas as instituições, conjunto de padrões e programas de acreditadoras que já são acreditados (http://www.isqua.org/accreditation/accredited--organisations-standards). O programa da ISQua também prevê a obrigatoriedade de reacreditação a cada 3 ou 4 anos, dependendo dos resultados da avaliação de cada instituição.

Para definir as estratégias, métodos e os instrumentos de avaliação, incluindo os padrões e respectivos manuais, a ISQua tem um grupo de especialistas internacionais, representantes dos cinco continentes, que formam o Comitê IAP, do qual, nessa oportunidade, desde 2013, tenho a grata satisfação de integrar. É um fórum onde a oportunidade de discussão de realidades e temas tão distintos e com experiências diversificadas, proporciona um aprendizado grandioso, assim como produz materiais e subsídios diferenciados para apoiar a missão da ISQua: Inspiring, promoting and supporting continuous improvement in the quality and safety of healthcare worldwide (Inspirando, promovendo e dando suporte contínuo à melhoria da qualidade e segurança em saúde no mundo). A ISQua realiza congressos anuais para tratar de temas relacionados com acreditação, melhoria da qualidade e segurança em saúde em geral. Nos últimos anos vem dando ênfase na discussão sobre programas sociais e o envelhecimento populacional, buscando discutir e definir estratégias internacionais para responder a essas novas demandas mundiais. Em 2014 o 31o Congresso foi realizado no Rio de Janeiro, em Outubro, tendo como tema: Quality and Safety along the Health and Social Care Continuum (Qualidade e Segurança ao longo da Assistência à Saúde e Cuidados Sociais Continuados).

A acreditação no Brasil teve como marco a criação, em 1998 e 1999, das duas primeiras entidades acreditadoras, respectivamente, o Consórcio Brasileiro de Acreditação (CBA) e a Organização Nacional de Acreditação (ONA). Na atualidade, quatro modelos de acreditação são aplicados no país, sendo um nacional e três internacionais. A seguir vamos abordar cada um desses modelos.

A criação da ONA também deu formato ao Sistema Brasileiro de Acreditação (SBA) (https://www.ona.org.br/Pagina/23/Historico), apoiado por um conjunto diversificado de entidades lideradas pelo MS que em 1995 criou o Programa de Garantia e Aprimoramento da Qualidade em Saúde (PGAQS), para o qual foi designada a Comissão Nacional de Qualidade e Produtividade. O trabalho do grupo técnico dessa comissão demandou estudos e pesquisas internacionais sobre modelos de acreditação, o que culminou com a indicação de um conjunto de metas que propunha a implantação de um processo acreditação hospitalar no Brasil. Tendo como base um manual editado pela Organização Pan-Americana de Saúde (OPAS) foi elaborado, em 1998, o *Manual Brasileiro de Acreditação Hospitalar*. Em maio de 1999 foi criada a ONA, o que possibilitou, de forma efetiva, iniciar a implantação do Sistema Brasileiro de Acreditação (SBA).

Como apresentado neste capítulo no Quadro 6, a ONA tem manuais e padrões para distintos programas de acreditação. No Quadro 7, também neste capítulo, são apresentadas as seções e subseções que compõem o *Manual para Organizações Prestadoras de Serviços de Saúde – 4ª edição – 2014*. Os padrões dos manuais da ONA estão organizados em níveis sendo: Nível 1: Segurança; Nível 2: Gestão Integrada e Nível 3: Excelência em Gestão. A avaliação é feita em nível crescente, ou seja, os avaliadores verificam os requisitos desde o nível 1 até o nível 3. Será definido, para efeito de acreditação, aquele nível cujos requisitos dos respectivos padrões obtiverem conformidade em 100%. A instituição não tem a opção por definir ser acreditada em um nível específico, cabendo exclusivamente aos avaliadores, por meio do processo de avaliação, estabelecer qual nível foi integralmente alcançado.

No caso de acreditação nos níveis 1 e 2, o tempo para a reacreditação é de dois anos e no nível 3, o prazo se amplia para três anos. Não há a obrigatoriedade, por parte do programa da ONA, de que a instituição, em sua reacreditação, obtenha conformidade com os níveis diferentes, quando acreditados nos níveis 1 ou 2. A concessão do certificado designa a acreditação conforme o nível obtido, sendo o nível 1 – Acreditado; nível 2 - Acreditado Pleno e nível 3 – Acreditado com Excelência. A edição mais recente, 2014, do Manual para

Organizações Prestadoras de Serviços de Saúde da ONA, incorporou uma relação dos padrões com as dimensões da qualidade (aceitabilidade, adequação, efetividade, eficácia, eficiência, equidade, integralidade e legitimidade) que orientam o desempenho organizacional em relação aos padrões e devem estar presentes em todos os processos.

A ONA não avalia as instituições de saúde. Atua como uma agência reguladora do Sistema Brasileiro de Acreditação (SBA), definindo e publicando um conjunto de Normas (Nas), que são utilizadas para orientar o desenvolvimento das atividades de avaliação e de decisões de acreditação. A ONA credencia instituições que devem atender a um conjunto de requisitos para serem designadas como instituição acreditadora do SBA. As instituições acreditadoras credenciadas pela ONA podem ser identificadas em seu site -https://www.ona.org.br/Pagina/28/Instituicoes-Acreditadoras. Quando uma instituição de saúde busca algum programa de acreditação, a ONA disponibiliza informações sobre as instituições acreditadoras credenciadas e a instituição faz a opção com qual delas irá desenvolver o seu processo. Uma das formas de financiamento da ONA é o repasse de um percentual do valor das avaliações realizadas pelas instituições acreditadoras. Atualmente a ONA tem mais de 380 instituições acreditadas, em sua maioria hospitais (https://www.ona.org.br/OrganizacoesCertificadas/20).

Outra entidade acreditadora que atua no Brasil é o Instituto Qualisa de Gestão (IQG), também chamado de Health Services Accreditation, que além de instituição credenciada para aplicação do modelo brasileiro pela ONA, mantem uma *joint venture* com a Accreditation Canada International (ACI), para aplicação do modelo de acreditação denominado de Q-Mentum (http://www.iqg.com.br/). Essa metodologia trabalha com padrões organizados em processos considerados como focos dentro da linha assistencial e organizacional da instituição de saúde, que incluem, entre outros, governança sustentável, liderança, controle de infecções e gerenciamento de medicamentos. Junto ao processo de avaliação dos padrões, o programa delimita ainda o que é chamado de Required Organizational Practices (ROPs) (Práticas Organizacionais Requeridas), que indicam práticas essenciais voltadas a melhorar a segurança do paciente e minimizar os riscos. Os ROPs estão elencados em seis áreas que são: 1. Cultura de segurança; 2. Comunicação; 3. Uso de medicamentos; 4. Força de trabalho; 5. Controle de infecção e 6. Gerenciamento de Risco.

Na atualidade, existem cerca de 20 instituições acreditadas pela metodologia QMentum (http://www.iqg.com.br/instituicao.php).

A acreditação pelo QMentum prevê a acreditação em três categorias, conforme descritas a seguir:

• Ouro: aborda as estruturas e processos básicos relacionados com os elementos fundamentais da melhoria da segurança e qualidade;

• Platinum: baseia-se nos elementos de qualidade e segurança, e enfatiza os elementos-chave do cuidado centrado no cliente, criando consistência na prestação de serviços por meio de processos padronizados, envolvendo clientes e profissionais na tomada de decisão; e

• Diamante: foca na obtenção de uma qualidade, monitorando resultados, através de evidências e boas práticas para melhorar os serviços, e *benchmarking* com organizações pares para conduzir melhorias ao nível do sistema.

A metodologia de acreditação é uma ferramenta, um meio para se desenvolver ações de melhoria da qualidade e segurança. Lembre-se, entretanto, que a metodologia, somente, pode não ser suficiente para dar conta de todas as necessidades e demandas de aperfeiçoamento de uma instituição de saúde!

Mais um modelo internacional aplicado no Brasil, o National Integrated Accreditation for Healthcare Organizations (NIAHO) (http://www.dnvba.com/br/Certificacao/Sistemas-de-Gestao/saude/Pages/niaho), é um produto oferecido pela Det Norske Veritas (DNV), que também atua como instituição acreditadora da ONA e trabalha com certificações baseadas na norma ISO 9000. O modelo NIAHO é de origem americana e está vinculado aos programas MEDICARE e MEDICAID daquele país. No Brasil, a opção de aplicação foi atrelada aos dois produtos também oferecidos pela DNV, quais sejam, a certificação ISO e a acreditação ONA nível 3, os quais são, portanto, considerados pré-requisitos para que a instituição alcance a certificação de acreditação pela metodologia NIAHO. O programa NIAHO está baseado em focos de verificação e abordagem, que incluem:

• Sistema de proteção à vida

• Programa de prevenção de violência no local de trabalho

• Criação de equipe de avaliação de ameaças

• Avaliação de riscos, controles e prevenções

• Educação continuada

• Relatórios de incidentes, investigação e acompanhamento

• Provisão de equipamentos em condições ideais de segurança para atendimento a situações de emergência ou desastre

• Prevenção e controle de ocorrências de lesão ou doença resultante da utilização de equipamentos

O quarto modelo é o programa de acreditação desenvolvido pela JCI, que no Brasil tem o Consórcio Brasileiro de Acreditação (CBA) como seu representante. O CBA foi criado em 1998, por uma conjunção de propostas e de iniciativas conduzidas pelo Colégio Brasileiro de Cirurgiões (CBC) e pela Academia Nacional de Medicina (ANM). Em 1986 foi criada pelo CBC a Comissão Especial Permanente de Qualificação de Hospitais (CEPQH), com o objetivo de definir conceitos para a avaliação de centros cirúrgicos. Em 1994, o CBC organizou, em conjunto com a ANM e o Instituto de Medicina Social (IMS) da Universidade do Estado do Rio de Janeiro (UERJ) o Seminário: "Acreditação de Hospitais e Melhoria da Qualidade", para o qual foram convidados especialistas internacionais no tema. Um dos desdobramentos desse seminário foi a criação do Programa de Avaliação e Certificação de Qualidade em Saúde (PACQS). A ideia desse programa era aprofundar a análise sobre a adoção de um conjunto de procedimentos, técnicas e instrumentos voltados para estabelecer um processo de acreditação de hospitais. Partindo dessa premissa, foi também sugerida a criação de uma agência de acreditação não governamental e o desenvolvimento de padrões internacionais e procedimentos para a acreditação de serviços e sistemas de saúde, o que ficou registrado em uma publicação do CBC - Revista Anual da Academia Nacional de Medicina, de 1994.

Em julho de 1997, aconteceu um novo evento cujo programa incluía a proposta de introdução da metodologia de acreditação internacional no Brasil. A Fundação Cesgranrio promoveu, no auditório do CBC, em conjunto com as instituições participantes do PACQS, a oficina de trabalho denominada A Acreditação Hospitalar no Contexto da Qualidade em Saúde. A oficina contou com representantes da Joint Commission on Accreditation of Healthcare Organizations (JCAHO), atual The Joint Commission (TJC), onde foram discutidas e apresentadas propostas metodológicas para a avaliação de hospitais, com base na experiência internacional de acreditação da própria TJC, assim como de outros países que tiveram representantes participando do evento. O principal resultado do conjunto de discussões e propostas do evento foi a decisão de constituir uma agência acreditadora, o que culminou com a criação do CBA em1998.

As discussões e propostas técnicas, com a então denominada JCAHO, evoluíram a partir da criação do CBA e em 2000 foi assinado um acordo que previa a aplicação de um Programa de Acreditação Internacional Conjunta no Brasil. Isso significava que o CBA utiliza o mesmo conjunto de políticas, de procedimentos, de métodos de avaliação e de manuais e padrões aplicados pela atual JCI em todo o mundo. Uma conjunção de oportunidades foi a própria decisão da JCAHO de criar uma subsidiária internacional para aplicação de um programa de acreditação fora dos Estados Unidos, o que, coincidentemente, se deu também no ano de 1998, quando o CBA foi instituído. No ano seguinte, em 1999, a JCI lançou então o seu primeiro manual internacional para acreditação de hospitais, o que possibilitou também ao Hospital Israelita Albert Einstein, de São Paulo ter o pioneirismo de obter, como uma instituição internacional, o primeiro selo de acreditação da JCI no mundo. Na atualidade a JCI tem mais de 700 instituições de saúde acreditadas em seus diferentes programas de acreditação (http://www.jointcommissioninternational.org/about-jci/jci-accredited-organizations/).

Até hoje, o acordo com a JCI garante ao CBA a exclusividade de utilizar os métodos e instrumentos da maior e mais antiga agência acreditadora do mundo, uma vez que a JCI, como subsidiária, também se beneficia e traz como inovações em seu programa o que é apresentado como aperfeiçoamento do programa americano da TJC. Um exemplo já citado é a metodologia de avaliação de rastreador. No entanto, cabe ressaltar que os manuais, americano e o internacional, são absolutamente distintos em seu conteúdo, embora a lógica e a estrutura de organização sejam semelhantes entre o que utiliza a TJC e a JCI. A JCI constituiu um Comitê Internacional de Padrões para elaborar e manter os diferentes manuais de seus distintos programas de acreditação, conforme apresentado no Quadro 6 nesse capítulo. É um comitê multidisciplinar, formado por distintos profissionais de saúde, representantes dos cinco continentes, que têm seus nomes e títulos identificados na apresentação de cada manual utilizado pela JCI. Tenho o privilégio, no bom sentido da palavra, de compor desde 2013 esse grupo, o que é uma oportunidade indescritível de discutir questões e definir padrões que efetivamente se propõem e conseguem melhorar, de forma transformadora, a qualidade e segurança dos cuidados prestados aos pacientes em muitos países em todo o mundo.

A missão da JCI é trabalhar para melhorar a segurança e a qualidade dos cuidados médicos na comunidade internacional por meio da prestação de serviços de educação, publicações e consultoria e da acreditação e certificação internacionais.

A missão do CBA é melhorar continuamente a qualidade e a segurança do cuidado aos pacientes e beneficiários dos sistemas e serviços de saúde, por meio de processos de acreditação e certificação internacionais, educação e ensino.

Na atualidade o CBA-JCI tem cerca de 64 instituições de saúde acreditadas no Brasil, em sua maioria hospitais. Os dados podem ser verificados e atualizados no link http:// cbacred.org.br/acreditacao/acreditacao/unidades-acreditadas-no-brasil.asp.

O Quadro 11 abaixo apresenta os diferentes modelos de acreditação atualmente aplicados no Brasil.

Quadro 11: modelos de acreditação aplicados no Brasil

Instituição	Abrangência dos padrões	Níveis de acreditação	Prazo de validade dos selos de acreditação	Aplicação
Organização Nacional de Acreditação (ONA)	Nacional	Acreditação com níveis: Nível 1 - Acreditado Nível 2 - Acreditado Pleno Nível 3 – Acreditado com Excelência	Níveis 1 e 2 – dois anos Nível 3 – três anos	Por meio de instituições credenciadas como acreditadoras
Joint Commission International (JCI)	Internacional	Acreditado (sem níveis)	Três anos	Por meio de acordo com o Consórcio Brasileiro de Acreditação (CBA)
Accreditation Canada	Internacional	Acreditação com níveis: Gold (Ouro) Platinum (Platina) Diamond (Diamante)	Três anos	Por meio de *joint venture* com o Instituto Qualisa de Gestão (IQG)
National Integrated Accreditation for Healthcare Organizations (NIAHO)	Internacional	Acreditado (sem níveis) Tem como pré-requisitos a certificação ISO 9000 e a Acreditação ONA Nível 3	Três anos	Por meio da associação com a empresa Det Norske Veritas (DNV)

Fonte: *JCI (www.jointcommissioninternational.org); IQG (www.iqg.com.br); DNV (www.dnvba.com.br) e ONA (www.ona.org.br)*

Fazendo um resumo do desenvolvimento do capítulo, na Figura 3 abaixo estão identificados o que podem ser considerados fatos históricos que contribuíram para a oportunidade de evolução da metodologia de acreditação no mundo e no Brasil.

Figura 3: fatos históricos que contribuíram para a oportunidade de evolução da metodologia de acreditação.

Minimum Standards (1919)	JCAH (1951) IHI	ISQua (1984)	JCI - CBA (1998)	ONA/IQG /DNV (1999 - 2012)

Dicas relevantes associadas à narrativa do conteúdo apresentado:

1. Faça uma opção por uma metodologia de acreditação, cujo objetivo primeiro deva ser a melhoria da qualidade e segurança dos serviços, conforme a perspectiva e o nível de *status* pretendido, se nacional ou internacional. Os modelos não se sobrepõem e não são pré-requisitos entre eles. A experiência mostra que se faz necessário um esforço diferente para cada modelo de acreditação utilizado pela instituição. Também está demonstrado que não é uma boa estratégia buscar implementar padrões internacionais fazendo primeiro o que é exigido por padrões nacionais.

2. O certificado ou o selo de acreditação deve ser entendido como um resultado obtido a partir de um trabalho, que deve, desde o início, ser organizado, planejado e consistente. Defina claramente os responsáveis pela coordenação e liderança do projeto de acreditação, sem deixar de considerar a necessidade fundamental de ter o principal representante da direção como patrocinador direto do processo.

3. Procure por processos de educação ou de assessoria para o projeto, por parte de profissionais ou empresas especializadas, em especial aquelas que detêm o conhecimento direto sobre a metodologia escolhida. Crie grupos ou comitês de discussão sobre o tema e, importante, faça *benchmarking* com instituições já acreditadas pela metodologia selecionada. Não gaste tempo inventando!!

4. Crie um mote para o programa de acreditação, sem considerar diretamente o próprio termo. Empenhe-se em divulgar as ações e os resultados diretamente relacionados com o objetivo de melhoria da qualidade e segurança dos processos. Use a palavra acreditação no seu sentido semântico mais conhecido: acreditar no que pode ou no que podemos melhorar, por exemplo.

5. Crie um cronograma para o projeto. Definir datas e prazos é importante para garantir um compromisso dos participantes do projeto e do corpo profissional como um todo. Estabeleça responsabilidades para cada ação prevista no cronograma e procure divulgar periodicamente os resultados das ações e atividades implementadas como parte do programa, buscando incentivar novos grupos ou profissionais a assumir os objetivos e metas estabelecidos.

Capítulo 4

A construção

da estrutura de gestão da qualidade e segurança

Refletindo...

A gestão da qualidade e segurança se inicia com a decisão explícita de querer melhorar. A melhoria requer mudanças e as mudanças requerem decisões que podem ter impactos institucionais significativos. Portanto, querer melhorar sempre implica em estar disposto a mudanças.

Questionando...

Há sempre a oportunidade de fazer algo de uma forma melhor e mais segura, pois nada é tão perfeito que não caiba melhorias, assim como nada é tão ruim que deva ser absolutamente descartado. Como identificar ou como definir o que melhorar primeiro e no momento adequado?

Trabalhar com gestão de qualidade e segurança requer dedicação, competência e paciência. Não é uma tarefa simples, que possa ser delegada a profissionais que se demonstrem interessados simplesmente porque tenham a boa intenção ou são bons naquilo que fazem. A experiência junto às instituições com a quais tenho trabalhado ao longo dos anos tem demonstrado que se faz necessário um conjunto de conhecimento e habilidades específicos para desenvolver esse trabalho e devemos considerar como fundamentais a capacidade de liderar e de lidar com instrumentos práticos voltados para a gestão da qualidade e da segurança. Quero abordar neste capítulo, por experiência própria, o fato de que as instituições que apresentam melhor desempenho em seus modelos de gestão de melhorias são aquelas que têm profissionais específicos para cada área, ou seja, para a qualidade, como prática diária, e para a gestão de riscos, configurando melhor atuação na melhoria da segurança de seus processos.

Deve ficar claro que a decisão de implantar um programa de gestão de melhoria da qualidade e segurança cabe à direção da instituição. Os representantes da direção, na figura de seu executivo principal, devem divulgar de forma direta as razões e os objetivos da adesão a um determinado programa. Devem também informar como se dará a sua participação, ativa ou passiva, no programa, assim como devem decidir sobre o perfil dos profissionais que vão liderar ou coordenar o processo de implantação do programa. No acompanhamento dos projetos, junto às instituições que implantaram gestão de qualidade e segurança, observo que melhores resultados foram alcançados naquelas em que a direção incluiu a melhoria da qualidade e segurança em seu planejamento estratégico e organizaram uma estrutura com base nas competências específicas para o tipo de programa definido para sua instituição.

Essa demonstração formal na decisão de montar uma equipe responsável pela implantação e desenvolvimento do programa deve se iniciar pelo posicionamento da estrutura no organograma da instituição. O recomendado é posicionar a estrutura junto às instâncias superiores da direção executiva, evidenciando que esse é um projeto de caráter institucional e, portanto, terá um status de operação executiva, sendo garantida sua condição de liderança na condução das ações de melhoria da qualidade e segurança, assim como os recursos demandados. Uma estratégia de efeito hierárquico positivo é a designação de um comitê multiprofissional ou multidisciplinar, composto por representantes dos diferentes segmentos e serviços/departamentos/setores da instituição. Essa configuração permite que uma estrutura colegiada e representativa preste assessoria direta à direção na discussão e nas tomadas de decisão necessárias para o desdobramento do programa. Outra configuração que ganha espaço nas instituições mais avançadas nesses modelos de gestão da qualidade e segurança, adota, de forma estrutural, a inserção de uma Diretoria de Gestão de Qualidade ou de Gestão de Melhores Práticas, conforme a designação que melhor representar a perspectiva de implementação do programa.

A gestão da qualidade não pode ser entendida como uma ação de boa vontade, levada por pessoas bem intencionadas ou dispostas a fazer o que for melhor. Deve ser considerada como uma função profissional, que requer habilidades e competências específicas e estar prevista como uma estrutura organizacional!

Cabe ressaltar que a indicação do profissional que vai atuar nesse tipo de função deve também ser pautada no conhecimento e nas competências esperadas para o melhor desenvolvimento do programa, segundo a(s) metodologia(s) selecionada(s). Independente da opção feita, se instância colegiada ou direção executiva, se faz necessário também definir uma estrutura formal para a operação do programa, como uma gerência, núcleo ou coordenação, que pode ser vinculada à própria diretoria específica, se assim for constituída ou a uma outra diretoria de nível executivo. Aqui cabe reiterar a oportunidade de optar por processos conjuntos ou em separado para a gestão da qualidade e para a gestão da segurança, com o novo perfil de gestor de risco. Na atualidade, com a evolução dos programas de segurança, fica clara a necessidade de se estabelecer um perfil de competências especificas para quem gerencia ou lidera programas de gestão de riscos. Portanto, vou fazer a opção de dividir a organização do capítulo em "Gestão da Qualidade" e a seguir em "Gestão de Risco", após a apresentação dos exemplos de organogramas com distintas configurações que estão abaixo nas Figuras 4, 5 e 6.

Figura 4: organograma com Comitê de Gestão da Qualidade e Segurança

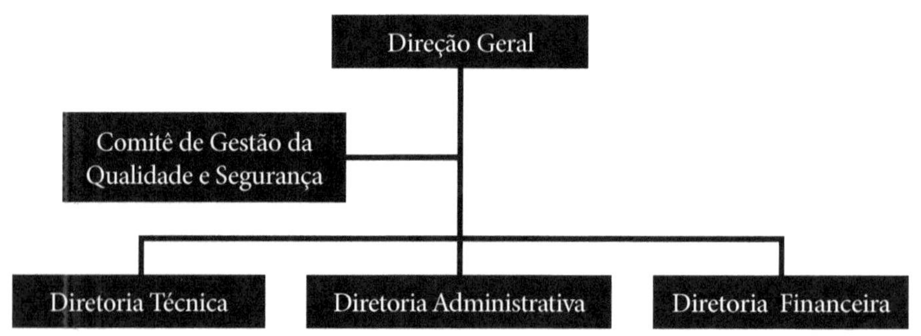

Fonte: *o autor*

Figura 5: organograma com Direção Executiva de Gestão da Qualidade e Segurança

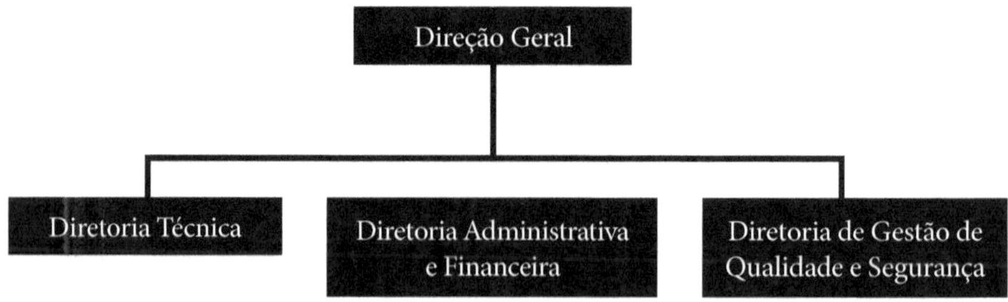

Fonte: *o autor*

Figura 6: organograma com Comitê de Gestão da Qualidade e Segurança e Gerência da Qualidade

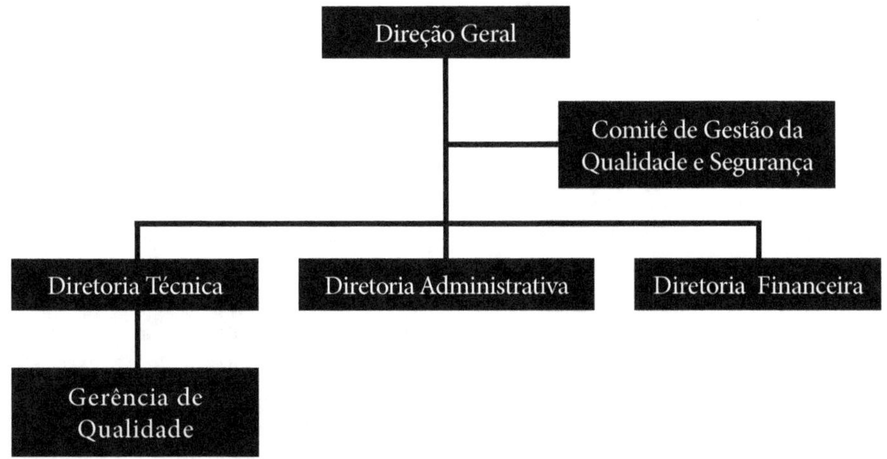

Fonte: *o autor*

Gestão da Qualidade

Importante apresentar um conceito estabelecido para o que é gestão da qualidade: trata-se de uma abordagem, planejada, sistemática e abrangente para monitorar, analisar e melhorar o desempenho organizacional, assim continuamente melhorando a qualidade dos cuidados e dos serviços prestados (http://pt.slideshare.net/alberpaules/healthcare-quality-concepts).

Para a gerência, núcleo ou coordenação (denominação a critério de cada instituição) que for composta, conforme exemplificado no organograma da Figura 6 acima, a indicação de seu titular deve estar baseada em descrições claras e específicas do perfil profissional e das atribuições que serão exigidas. Um conjunto de conhecimentos próprios do ambiente de gestão de qualidade deve ser estabelecido. O uso de ferramentas de gestão da qualidade, o uso de indicadores de desempenho, a elaboração e configuração de documentos normativos, mapeamento de processos, a capacidade de análise estatística, entre outros, são competências esperadas para o adequado desenvolvimento do trabalho de um gestor da qualidade. Esse profissional será o responsável por constituir um modelo de gestão, apoiado no(s) método(s) ou na(s) metodologia(s) de melhoria da qualidade que serão selecionadas para a instituição. Não é uma decisão que caiba a esse profissional, mas, sim, a direção ou ao comitê de gestão, que pode ser constituído, mesmo na opção de se criar uma gerência, núcleo ou coordenação. Esse profissional, que aqui passo a designar como gerente ou coordenador, será o executor líder do projeto que for definido.

Outro destaque deve ser feito para o fato de que o gerente ou coordenador não é a "andorinha solitária que fará o verão", se me permitem o uso de um ditado popular. Quanto maior a complexidade e o tamanho da instituição, mais difícil se torna o trabalho de gerir qualidade. Portanto, se faz necessário compor uma equipe de trabalho que propicie um melhor desdobramento das atividades que forem sendo definidas com a implantação do programa. Um exemplo comum de insucesso na evolução de projetos em minhas atividades de educação junto às instituições é a incapacidade ou impossibilidade de consecução de atividades previstas, em função da falta de profissionais dedicados. Ou seja, deve ficar claro para uma instituição que ingressa em projeto de melhoria de qualidade, em especial no caso de acreditação, que serão necessários investimentos para que o projeto tenha sucesso e o primeiro deles tem a ver com a alocação de profissionais dedicados à gestão e à execução dos processos de melhoria da qualidade. Uso mesmo o plural, ou seja, profissionais, porque, como citado anteriormente, um único profissional não será suficiente.

A indicação que faço, como sugestão, por minha experiência, é que inicialmente três profissionais são necessários para compor uma equipe mínima para o gerenciamento ou coordenação do programa, sendo um deles indicado formalmente como gerente ou coordenador. Devem ter perfis e formações distintas, incluindo competências técnicas e administrativas. Devem ter carga horária dedicada e exclusiva. Importante também destacar que a experiência de compor essa equipe com profissionais da "casa" facilita a lógica de implantação do processo. É preciso que conheçam a instituição e sejam também reconhecidos pelos demais profissionais. Isso facilita em muito a interlocução e a disseminação sobre os processos de trabalho previstos no programa.

Outro fator de sucesso é a relação que esse gerente ou coordenador tem com outras equipes de trabalho já constituídos na instituição, em especial, com a comissão de controle de infecção, a comissão de revisão de prontuários, a comissão de óbitos e o comitê de farmácia e terapêutica. Se a instituição não possui uma dessas comissões compostas, já é uma tarefa fundamental fazer a sua composição. A experiência tem demonstrado que o trabalho integrado, articulado e conjunto dessas instâncias garante resultados diferenciados. Algumas instituições já criaram estruturas físicas onde foi possível agrupar essas equipes, o que facilita a discussão e as tomadas de decisão em função das necessidades de melhorias que necessitam ser implementadas de forma multidisciplinar ou plurissetorial. No caso da metodologia de acreditação, essa ação multiprofissional ou multidisciplinar, integrada e coordenada, é uma prerrogativa prevista nos requerimentos dos padrões.

O perfil técnico do gestor de qualidade deve ser complementado ou associado com suas características pessoais. Fica claro que a principal expectativa a ser considerada é a condição de que esse profissional seja capaz de criar relações harmoniosas e positivas com os demais atores em seu ambiente, assim como o de se mostrar receptivo a ideias e sugestões e a habilidade de motivar ou mobilizar as pessoas para as mudanças que fatalmente serão necessárias. A empatia, a cordialidade, a paciência, a perseverança e atenção devem ser identificadas ou estimuladas como elementos do perfil do gestor. O contato com os profissionais, por parte desse gestor, deve ser pró-ativo e o mais regular ou frequente possível, fazendo-se presente nas unidades ou setores da instituição, em lugar de esperar um movimento contrário. Costumo usar uma expressão, em tom de brincadeira, mas que reflete a realidade em instituições onde observo o trabalho daqueles que considero gestores de qualidade mais efetivos, dizendo que são "os chatos necessários". Aplica-se àqueles que, no dia a dia, estão nos locais de trabalho, nas unidades ou setores, pessoalmente, chamando a atenção ou mobilizando os demais a cumprir, atender ou observar o que se define ou se estabelece como o correto, diante dos requisitos ou exigências preconizadas pelos métodos ou modelos de melhoria da qualidade adotados pela instituição.

A gestão da qualidade não será alcançada em seu melhor desenvolvimento se planos e ações integradas não forem adotados. O gestor da qualidade deve assumir o papel de elo integrador, facilitador, buscando sempre articular o planejamento e a definição dos objetivos com as lideranças setoriais!

Uma consideração inicial a ser feita no trabalho do programa de gestão da qualidade, é o conceito que será adotado para a qualidade na instituição. No capítulo que abordou a evolução e características da qualidade, foi citada a importância do uso de critérios e parâmetros específicos para avaliar a qualidade e foram apresentadas as dimensões da qualidade adotadas por diferentes autores e instituições voltadas ao estudo da qualidade. A qualidade deve ser encarada como algo concreto e objetivo e que, portanto, permite ser medida ou mensurada. O conceito aplicado à qualidade deve prever o que de fato se quer alcançar, constituindo-se, assim, a meta, o diferencial ou o objetivo na melhoria dos processos e atividades na instituição.

Para ilustrar o quanto esse conceito tem aspectos diferenciados para a sua formulação, apresento como uma proposta reflexiva, o conceito que Donabedian descreveu para "Qualidade Total", aplicada à saúde, em seus estudos: "Capacidade articulada dos profissionais, dos serviços, do sistema de saúde e da sociedade, de configurar um conjunto harmônico, capaz de oferecer uma assistência digna, tecnicamente bem desenvolvida, por profissionais treinados e justamente pagos, que os usuários possam utilizá-lo sempre e na medida de suas necessidades, sendo todo esse conjunto financeiramente viável, economicamente sustentável e uma escolha democrática da cidadania".

Donabedian trata, em primeira linha, da necessidade de articulação entre profissionais, serviços e dos sistemas de saúde. Mesmo em um único hospital devemos considerar que articular os distintos atores, serviços e sistemas é complexo e desafiante. Nas avaliações iniciais que realizamos nas instituições como parte do programa de acreditação CBA-JCI, em cerca de 80% essa fragmentação entre equipes e serviços é identificada como uma não conformidade, o que denota o quanto essa realidade está presente nas instituições de saúde. A principal causa está na incapacidade das lideranças em coordenar e desenvolver processos contínuos, pensados e desenhados como uma cadeia sequencial de prestação entre os diferentes serviços, minimizando ou evitando o retrabalho, o refazer ou o duplicar de tarefas e funções, que expõem pacientes ao manuseio desnecessário ou ao uso exagerado de cuidados ou recursos. Essas ações descoordenadas geram não só, em muitos casos, agravantes clínicos para o paciente, mas também o desperdício e a perda de receitas para as instituições.

O Manual Internacional de Padrões para Acreditação Hospitalar da Joint Commission International (JCI), em sua 5a edição, vigente a partir de janeiro de 2014, trata de forma direta dessa questão em seu capítulo de "Acesso ao Cuidado e Continuidade do Cuidado (ACC)", definindo os requisitos para essa condição de coordenação dos serviços: "ACC. 3 Enquanto os pacientes passam pelo hospital, da internação até a alta ou transferência, diversos departamentos e serviços, e muitos profissionais de saúde diferentes podem estar envolvidos na prestação de cuidados. Ao longo de todas as fases de cuidados, as necessidades dos pacientes são combinadas com os recursos exigidos dentro e, quando necessário, fora do hospital. A continuidade é aprimorada quando todos os provedores de cuidados de paciente têm as informações necessárias quanto às experiências médicas atuais e passadas do paciente para ajudar na tomada de decisões e, quando vários tomadores de decisões estão fornecendo o cuidado, concordam com os cuidados e serviços que serão prestados.

Para que o cuidado ao paciente não sofra descontinuidade, o hospital precisa desenvolver e implementar processos para oferecer continuidade e coordenação de cuidados entre médicos, enfermeiros e outros profissionais de saúde para:

a) serviços de emergência e internação de pacientes;

b) serviços de diagnóstico e serviços de tratamento;

c) serviços de tratamento cirúrgico e não cirúrgico;

d) programas de cuidados aos pacientes externos; e

e) outras instituições e unidades de cuidado.

Os líderes dos departamentos e serviços trabalham em conjunto para desenvolver e implementar os processos de coordenação e continuidade de cuidados. Esses processos podem ter o apoio do uso de ferramentas como diretrizes, fluxogramas clínicos, planos de cuidados, formulários de referência, listas de verificação e itens semelhantes. O hospital identifica os profissionais responsáveis pela coordenação dos serviços. Esses profissionais podem coordenar todos os cuidados aos pacientes (por exemplo, entre departamentos) ou pode ser responsável pela coordenação dos cuidados aos pacientes individuais (por exemplo, gerente de caso). Essa coordenação de cuidados é melhor realizada usando critérios ou políticas estabelecidas que determinem a pertinência de transferências dentro do hospital. (pp. 37-38).

Na sequência do raciocínio sobre o conceito apresentado por Donabedian, identifica-se a necessidade de definição de meios de prestação de cuidados dignos, considerando o perfil de profissionais com competências necessárias para desenvolver suas funções, os quais devem ser pagos de forma justa. Deparamos com outra dificuldade de grande ocorrência nas instituições de saúde onde são realizadas avaliações com padrões de acreditação CBA-JCI. Em cerca de 70% das instituições avaliadas, são identificadas não conformidades relacionadas com a falta ou insuficiência de capacitação regular ou de educação continuada de profissionais, o que se inicia pela falta de definição do nível de qualificação esperado dos distintos profissionais, incluindo médicos do corpo clínico. A ocorrência de não conformidades em função da inexistência de descrições de cargos e atribuições alcançam cerca de 80% nas avaliações iniciais realizadas nas instituições.

O Manual JCI trata dessa questão em distintos capítulos e padrões. No capítulo que aborda as funções de Governo, Liderança e Direção (GLD), os requisitos de responsabilidades sobre processos de recrutamento, seleção e retenção de profissionais incluem:

"GLD 3.3- A capacidade de um hospital de cuidar de pacientes está diretamente relacionada à sua capacidade de atrair e reter pessoal qualificado e competente. A liderança do hospital reconhece que a retenção de pessoal, em vez do recrutamento, gera um benefício maior em longo prazo. A retenção aumenta quando a liderança do hospital apoia o desenvolvimento da equipe por meio de educação continuada. Portanto, a liderança do hospital planeja e implementa um programa e processos uniformes para recrutamento, retenção, desenvolvimento e educação continuada para cada categoria profissional. O programa de recrutamento do hospital considera as diretrizes publicadas, como as da Organização Mundial da Saúde, do Conselho Internacional de Enfermagem e da Associação Médica Mundial. (p. 173).

GLD 8- Líderes médicos, de enfermagem e de outros de departamentos e serviços clínicos têm responsabilidades especiais em relação aos pacientes e ao hospital. Esses líderes de departamento/serviço:

• Apoiam a boa comunicação entre profissionais;
• Planejam e desenvolvem, em conjunto, políticas, diretrizes clínicas e protocolos, fluxogramas e outros documentos correlatos que orientam a prestação de serviços clínicos;
• Estabelecem a prática ética de suas profissões; e
• Supervisionam a qualidade dos cuidados prestados aos pacientes. (p. 179).

No capítulo que trata da "Qualificação e Educação de Profissionais (SQE)", os requisitos do padrão destacam aspectos mais específicos desses processos:
"SQE 1- Os líderes de departamento/serviço definem requisitos de recursos humanos para atender às necessidades dos pacientes. Definem a formação desejada, habilidades, conhecimento e todos os outros requisitos para cargos individuais ou para classes de cargos similares; por exemplo, enfermeiros de cuidados intensivos. Para projetar necessidades de recursos humanos, os líderes de departamento/serviço usam fatores como:

• A missão do hospital;
• A mescla de pacientes atendidos pelo hospital e a complexidade e a gravidade de suas necessidades;
• O diagnóstico e os serviços clínicos prestados pelo hospital;
• O volume de pacientes internados e pacientes externos;
• A tecnologia médica usada nos cuidados aos pacientes.

O hospital cumpre as leis e regulamentos que definem os níveis de formação e habilidades ou outros requisitos relativos a cada profissional, ou que definem o número de profissionais ou a composição do corpo profissional. (p. 208).
SQE 1.1- Profissionais da equipe que não são licenciados para exercer funções independentemente, têm suas responsabilidades definidas nas descrições atualizadas dos cargos. As descrições dos cargos são a base para atribuições, orientação para o trabalho e avaliação de como cumprem suas responsabilidades.
As descrições dos cargos também são necessárias para profissionais de saúde quando:

a) O indivíduo atua principalmente em uma função administrativa, como gerente de departamento, ou em função dupla, clínica e administrativa, com responsabilidades administrativas identificadas em uma descrição de cargo;

b) O indivíduo tem algumas responsabilidades clínicas, para as quais não tem autorização para exercer de maneira independente, como um profissional de saúde independente que aprende uma função ou habilidades novas;

c) O indivíduo está em um programa educativo, sob supervisão, e o programa acadêmico identifica, para cada fase ou nível de treinamento, o que pode ser feito independentemente e o que deve ficar sob supervisão. A descrição de programa pode servir como a descrição dos cargos nesses casos; e

d) O indivíduo tem permissão para prestar serviços temporariamente no hospital, por exemplo, enfermagem de uma agência de recursos humanos temporários." (pp. 208-209).

Pode-se verificar então, considerando-se o conceito de Donabedian e os requisitos dos padrões internacionais constantes do Manual CBA-JCI, a importância de se estabelecer uma definição clara sobre o conceito de qualidade a ser assumido por uma instituição. Como já abordado no primeiro capítulo, os distintos elementos e aspectos intervenientes na adoção de programas ou processos de gestão ou de avaliação da qualidade em saúde, dificultam ou prejudicam a obtenção de resultados consistentes de melhoria, assim como de sua sustentabilidade ao longo do tempo. Além do fato do conceito de qualidade estar claramente definido, se faz necessário tornar compreensível e operacional para os profissionais os métodos, as ferramentas e as formas de aplicação a serem utilizadas no dia a dia.

O Quadro 12 abaixo apresenta algumas definições que foram descritas por estudiosos ou entidades que têm estudos ou projetos relacionados com qualidade em saúde, que podem servir como referências para a formulação do conceito de qualidade na sua instituição. Incluo também a formulação do conceito de qualidade em saúde que apresento nesta publicação.

Quadro 5: diferenças entre acreditação, licenciamento e certificação

Referência	Conceitos
Avedis Donabedian	Qualidade é a obtenção dos maiores benefícios, com os menores riscos (e custos) para os pacientes, benefícios estes que, por sua vez, se definem em função do alcançável de acordo com os recursos disponíveis e os valores sociais existentes.
João Catarin Mezomo	Qualidade é uma propriedade (ou um conjunto de propriedades) de um produto (serviço) que o torna adequado à missão de uma organização comprometida com o pleno atendimento das necessidades de seus clientes.
Joint Commission International	Grau no qual os serviços prestados ao paciente aumentam a probabilidade de resultados favoráveis e diminuem a probabilidade de resultados desfavoráveis, dado o presente estado da arte.
Institute of Medicine	O grau em que os serviços de saúde para indivíduos e populações aumentam a probabilidade de resultados de saúde desejados e são consistentes com o conhecimento profissional atual.
The Joint Commission	O grau de conformidade com princípios e práticas (padrões) aceitos, o grau de satisfazer as necessidades dos pacientes e o grau de realização de resultados aceitáveis, fazendo uso apropriado de recursos.
Heleno Costa Junior	Qualidade em saúde é o resultado compartilhado e harmônico do conjunto de atitudes e práticas de um indivíduo, orientadas por construção de políticas e instrumentos coletivos, que condicionam mudanças ou adequações positivas em um processo ou atividade de um sistema ou de um serviço de saúde.

Não se alcançará resultados práticos ou positivos se o corpo de gestores e de profissionais não tiver entendimento suficiente sobre o que é gestão da qualidade e como ela é desenvolvida. A definição da metodologia permite a respectiva introdução dos critérios, parâmetros e dos instrumentos que serão utilizados.

Por exemplo, se serão utilizados programas de acreditação que adotam padrões de nível nacional ou de nível internacional. Configurar a lógica estrutural de um programa de gestão da qualidade envolve elementos que podem ser considerados como básicos, os quais estão representados na Figura 7 abaixo.

Figura 7: elementos básicos para implantação de um programa de qualidade

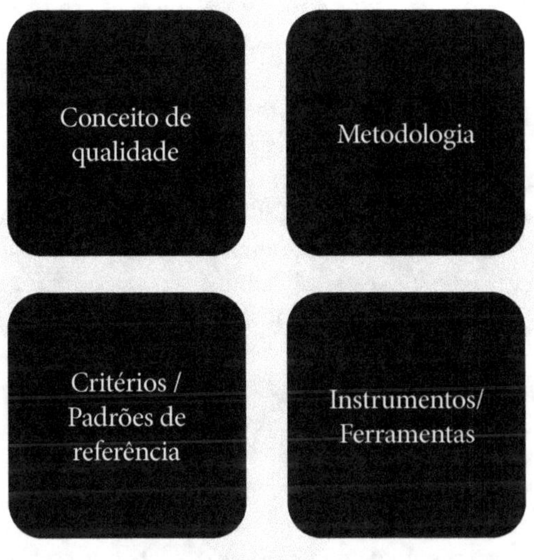

Fonte: *o autor*

Uma das primeiras e mais importantes tarefas de um gestor da qualidade é a definição e formulação do programa global de melhoria da qualidade para a instituição. Esse programa deve ser concebido a partir de definições e elementos discutidos e definidos em conjunto com a direção executiva da instituição, a qual cabe também a responsabilidade pelo seu desdobramento e pelo seu monitoramento, garantindo que seja implementado de forma contínua e eficiente. Os elementos centrais de um programa global de melhoria da qualidade incluem, entre outros:

- A estrutura de gestão da qualidade;

- A política da qualidade;

- Os objetivos estratégicos de melhoria;

- O principal modelo ou método de gestão da qualidade a ser adotado;

- A abrangência do programa;

- As prioridades para a implementação das melhorias;

- O planejamento dos recursos previstos para implementação das ações de gestão da qualidade; e

- Os meios e ferramentas utilizados para monitorar a efetividade do programa, como, por exemplo, os indicadores de desempenho clínicos e administrativos.

A direção da instituição, através de seu representante número um, tem o papel de prover recursos e demandar dados e informações que possibilitem, de forma regular, acompanhar o desdobramento e o desempenho do programa global de melhoria da qualidade. O Manual JCI estabelece os requisitos para essa atribuição em relação ao programa, em seu capítulo que trata do "Governo, Liderança e Direção (GLD)" da instituição:

"GLD 4 e 4.1- Para um hospital iniciar e manter melhorias e reduzir riscos aos pacientes e à equipe com sucesso, liderança e planejamento são essenciais. Liderança e planejamento começam com a entidade de governo do hospital, junto com aqueles que gerenciam e conduzem as atividades clínicas e administrativas do hospital diariamente.
Coletivamente, essas pessoas representam os líderes dos departamentos e serviços do hospital. A liderança do hospital é responsável por estabelecer e fornecer apoio contínuo a um compromisso organizacional com a qualidade. A liderança do hospital desenvolve o programa de qualidade e segurança do paciente para aprovação do governo e, por meio de sua visão e apoio, define a cultura de qualidade do hospital.

A liderança do hospital seleciona a abordagem a ser usada pelo hospital para mensurar, avaliar e melhorar a qualidade e a segurança do paciente. Além disso, a liderança do hospital determina como o programa será dirigido e gerenciado diariamente, por exemplo, como um departamento de qualidade, e garante que o programa tenha recursos adequados para ser eficaz.
A liderança do hospital também implementa uma estrutura e um processo para o monitoramento e a coordenação gerais do programa em todo o hospital. Essas ações garantem a coordenação entre todos os departamentos e serviços nos esforços de medida e melhoria. A coordenação pode ser alcançada por meio de um conselho/comitê de gestão de qualidade ou outra estrutura similar." (pp. 173-174).
Ao gestor da qualidade cabe a coordenação e supervisão desse programa, junto de uma equipe qualificada, conforme descrito nos requisitos do capítulo "Melhoria da Qualidade e Segurança do Paciente (QPS)", estabelecidos pelo Manual JCI:

"QPS 1- A melhoria contínua de qualidade e segurança do paciente em um hospital requer um programa bem implementado. Enquanto a governança aprova o programa e a liderança fornece recursos para implementá-lo, são necessárias orientação e gestão diárias para conduzi-lo e tornar a melhoria contínua parte essencial de como o hospital satisfaz sua missão e prioridades estratégicas.

Um ou mais profissionais qualificados verificam se o programa foi colocado em operação. Isso requer conhecimento e experiência nas muitas facetas de coleta de dados, validação e análise e de implementação de melhorias sustentáveis. O(s) profissional (s) que supervisiona(m) o programa de qualidade também seleciona(m) a equipe do programa de qualidade com as capacidades necessárias para o programa. Às vezes, alguns dos profissionais dessa equipe do programa de qualidade podem ser alocados em um departamento/serviço do hospital. Esses profissionais precisam receber suporte por meio de informações. A equipe do programa de qualidade também compreende como considerar as prioridades gerais do hospital e as prioridades dos departamentos/serviços, transformando-as em um programa geral coordenado. A equipe do programa de qualidade coordena e organiza medidas similares em toda a instituição e fornece apoio com atividades de mensuração relativas às prioridades do hospital.

Treinamento e comunicação também são essenciais. A equipe do programa de qualidade ajuda nas questões relativas à coleta de dados no hospital como um todo, por exemplo, criando formulários para coletar dados, identificando quais dados coletar e como validar dados. Profissionais de todo o hospital podem precisar de assistência para validar e analisar dados, implementar melhorias e avaliar se as melhorias foram sustentadas. A equipe do programa de qualidade, portanto, está envolvida constantemente no treinamento e na comunicação de questões relativas à qualidade e segurança do paciente em todo o hospital." (pp. 141-142)

Na linha de verificar a conformidade com os requisitos relacionados ao perfil e a atuação do gestor da qualidade, o Manual JCI define, ainda no capítulo QPS, os elementos de mensuração seguintes:

"Elementos de mensuração do QPS.1

1. Um profissional com experiência em métodos e processos de melhoria é selecionado para orientar a implementação do programa de qualidade e segurança do paciente do hospital.

2. O profissional responsável pela supervisão do programa de qualidade seleciona e oferece suporte para que a equipe qualificada para o programa lide com as responsabilidades pela qualidade e segurança do paciente em todo o hospital.

3. O programa de qualidade oferece suporte e coordenação aos líderes de departamento/serviço para implantar medidas similares em todo o hospital e para as prioridades de melhoria do hospital.

4. O programa de qualidade implementa um programa de treinamento para todo o pessoal consistente com as funções de cada profissional no programa de melhoria de qualidade e segurança do paciente.

5. O programa de qualidade é responsável pela comunicação regular de questões relativas à qualidade a toda a equipe." (p. 142)

Gestão da Segurança

Recentemente a área de saúde passou a tratar da gestão da segurança como um elemento importante de sua cadeia de responsabilidades, incluindo, por exemplo, o tema como objetivo institucional no planejamento estratégico das instituições. O que se observou a partir dessa iniciativa foi que a questão é muito mais complexa no ambiente da saúde, em função das variáveis e fatores intervenientes que devem ser considerados nesse meio e que, junto da iniciativa de se constituir uma gestão voltada para as práticas de segurança, as instituições de saúde devem construir uma cultura de segurança para seu corpo de profissionais. Esse tema foi abordado no capítulo inicial, na seção "A Segurança como dimensão da avaliação da qualidade".

O conceito de empresas de alta confiabilidade vem se consolidando também em nosso ambiente, o de saúde, e esse contexto nos possibilita introduzir conceitos e princípios mais práticos voltados para uma gestão efetiva da segurança dos serviços e, consequentemente, dos cuidados prestados aos pacientes. Cabe ressaltar o impacto negativo que as notícias sobre eventos adversos, mesmo os de menor gravidade, causam nas instituições de saúde e na sociedade, pois em geral não estão associados somente a danos físicos, mas também a danos morais, éticos e institucionais dos agentes envolvidos nesse tipo de ocorrência. Temos, portanto, evoluído, mas os passos são iniciais e, no papel de avaliador e de agente de melhoria da segurança em saúde, ainda observo que poucas instituições iniciaram algum trabalho prático nessa direção. A portaria ministerial que instituiu o Programa Nacional de Segurança do Paciente e a resolução número 36 da Anvisa, publicada em 2013, que define a criação dos Núcleos de Segurança do Paciente, certamente contribuirão com esse movimento, uma vez que esse documento já traz um conceito de cultura de segurança expresso como conjunto de valores, atitudes, competências e comportamentos que determinam o comprometimento com a gestão da saúde e da segurança, substituindo a culpa e a punição pela oportunidade de aprender com as falhas e melhorar a atenção à saúde.

Assim como na seção anterior, vou aqui apresentar o conceito de gestão da segurança, que tem se configurado mais comumente na expressão de gestão de risco, considerando também a RDC 36 da Anvisa, que agora passa a ser o documento normativo mais importante para as instituições de saúde brasileiras. Gestão de Risco é a aplicação sistêmica e contínua de políticas, procedimentos, condutas e recursos na identificação, análise, avaliação, comunicação e controle de riscos e eventos adversos que afetam a segurança, a saúde humana, a integridade profissional, o meio ambiente e a imagem institucional.

A configuração e a estrutura para a Gestão de Risco devem considerar os mesmos elementos atribuídos no caso da gestão da qualidade, mencionadas na seção anterior. Cabe também ressaltar que as instituições têm a opção de definir que a função de gestão do risco será executada de forma compartilhada com a de gestão da qualidade, sendo executada por um único profissional. Mas quero reiterar minha consideração, a partir da experiência observada ao longo do tempo, que esse modelo não tem se apresentado como o mais efetivo ou de melhor desempenho na prática das instituições que já implantaram tais estruturas. A sobrecarga de atividades, diante do conjunto de tarefas envolvidas, como se pode verificar no conceito apresentado na RDC 36 da Anvisa, compromete o desempenho do profissional. A oportunidade de ter profissionais distintos, mas que atuam de forma conjunta, integrada e coordenada possibilita alcançar resultados mais consistentes. É claro que questões relacionadas com custos de contratação e de alocação de mais profissionais devem ser consideradas. As propostas de estrutura podem ser identificadas nas Figuras 8 e 9.

Figura 8: organograma com Gerência de Risco

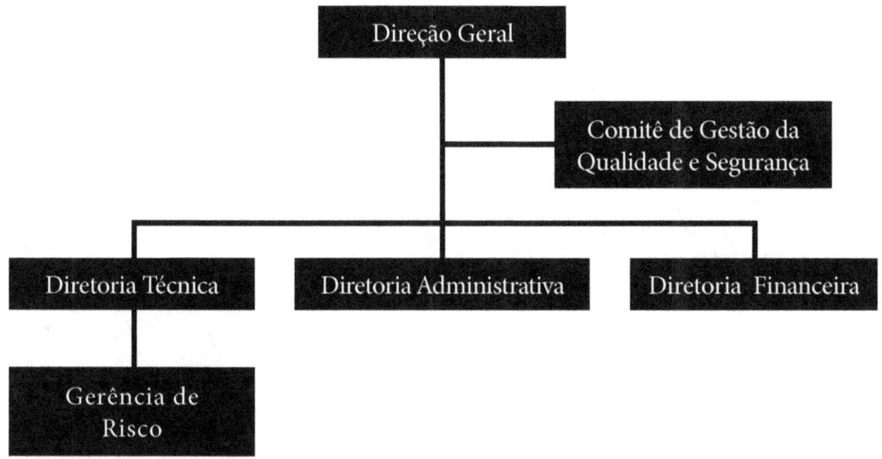

Fonte: *o autor*

Figura 9: organograma com Comitê de Gestão da Qualidade e Segurança e Gerência de Risco e de Qualidade

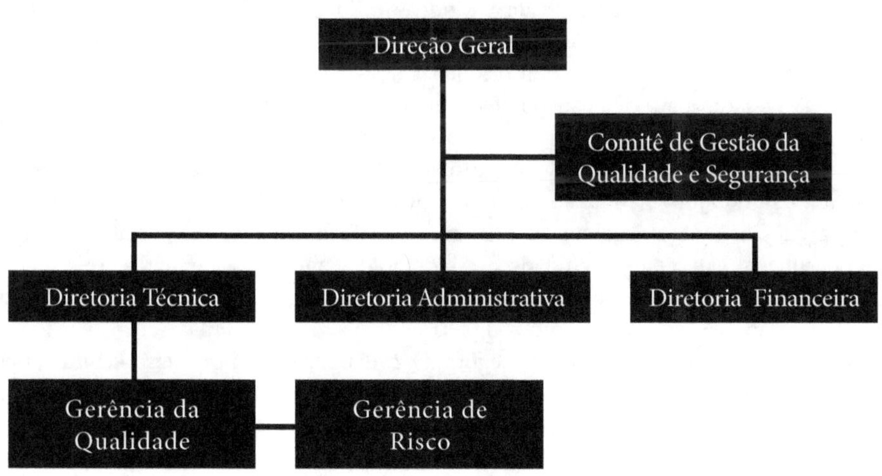

Fonte: *o autor*

Devo também considerar que quanto mais complexo é o perfil de serviços de uma instituição e quanto maior for o tamanho e as estruturas de suas instalações, mais difícil se torna o trabalho para esse gestor. A diversidade de processos e atividades clínicas e o conjunto de equipamentos e componentes da estrutura predial vão proporcionalmente aumentando o grau de risco que deve ser monitorado na instituição.

Diferentemente do que assinalei como perfil para o gestor da qualidade, sobre os aspectos pessoais, o gestor de risco deve ter um perfil mais estruturado em competências técnicas específicas. A atuação de um gestor de risco deve estar mais direcionada para o uso de instrumentos ou ferramentas técnicas de análise e levantamento de situações que potencialmente podem ou causam danos aos usuários que se utilizam da prestação dos cuidados, da oferta dos serviços ou das instalações, incluídos pacientes, profissionais, visitantes, prestadores de serviços e fornecedores. Espera-se, por exemplo, que o gestor de risco apresente competências que incluam análises críticas e técnicas estatísticas e domínio de legislações e regulamentos técnicos vigentes. Além disso, torna-se primordial que esse gestor atue de forma diária, dinâmica e prática com as demais comissões ou comitês constituídos na instituição, de forma especial a Comissão de Controle de Infecções, a Comissão Interna de Prevenção de Acidentes (CIPA) e, caso estejam definidas, a de Segurança e Manutenção Predial.

Gerir riscos não significa estar atento ou ciente dos perigos que estão ao nosso alcance. Implica em analisar contextos e possibilidades e inferir graus ou potencialidades para os perigos que de fato não estão ao alcance de nossos olhos. Em geral, somos pegos de surpresa por danos imperceptíveis!

Dentre as ferramentas mais utilizadas por um gestor de risco e recomendada pelo Manual JCI está a FMEA, em inglês, Failure Mode and Effects Analysis, e em português, em tradução livre, Análise de Efeitos de Modo de Falha. A ferramenta consiste basicamente em selecionar e organizar dados e informações de um determinado processo ou de um grupo de atividades para detectar possíveis falhas e avaliar os efeitos, utilizando-se uma matriz ou planilha estruturada. A partir dessas possíveis falhas, identificam-se ações a serem tomadas para eliminar ou reduzir a probabilidade de que as mesmas ocorram. Essas ações também podem objetivar aumentar a probabilidade de detecção dessas falhas, para que os processos ou serviços que apresentem não conformidades não alcancem a etapa final ou, consequentemente, o cuidado prestado ao paciente ou o agente do processo. No capítulo que trata dos aspectos práticos na melhoria dos processos de administração de uma instituição de saúde, o uso prático da ferramenta será mais bem descrito.

Como citado acima, a questão da segurança foi abordada no primeiro capítulo, descrevendo a preocupação em nível mundial sobre o tema. A OMS tem atuado de forma importante nesse movimento global para melhoria do nível da segurança em instituições de saúde e formulou alguns conceitos, que são apresentados em uma figura intitulada de Ferramenta Conceitual, que foi definida por uma equipe de especialistas e é apresentada na Figura 10 abaixo, com tradução livre e pode auxiliar, de forma prática, a concepção de modelos e a forma de atuar de um gestor de risco.

Figura 10: ferramenta conceitual para segurança do paciente

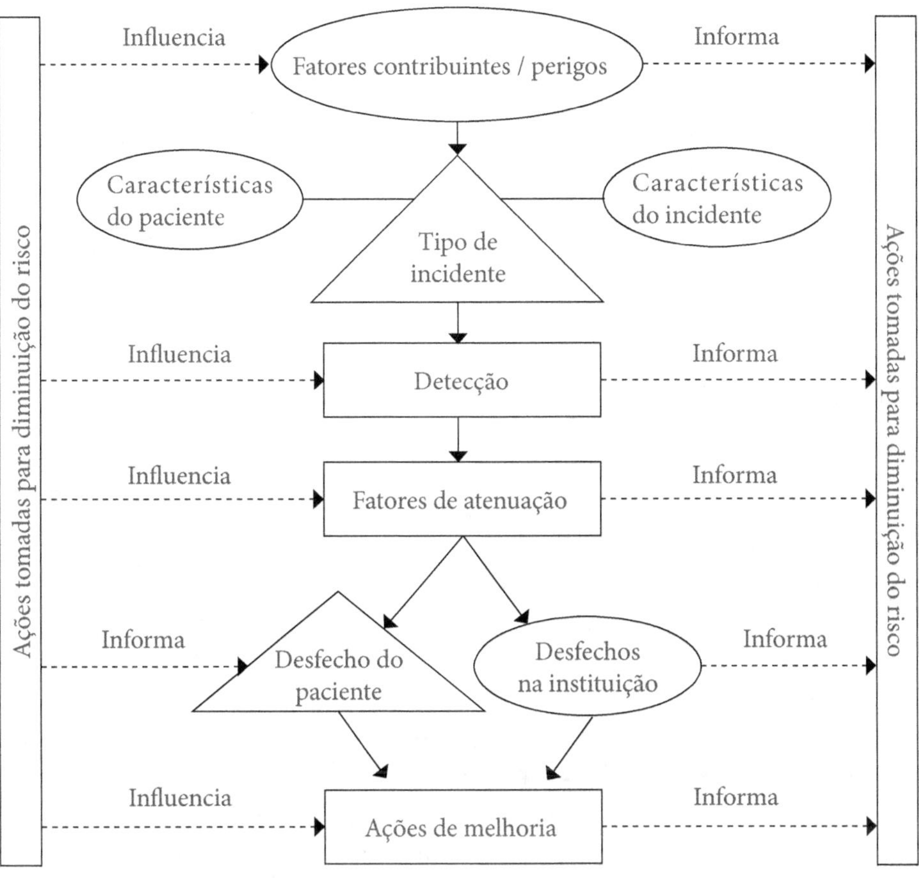

Fonte: *WHO - The conceptual framework for the International Classification for Patient Safety (http://www.who.int/patientsafety implementation/taxonomy/conceptual_framework/en/)*

Com base nas considerações acima pode-se verificar a importância de uma estrutura de gestão de risco, que deve estar amparada na construção de uma cultura de segurança efetiva na instituição, cabendo ao gestor a coordenação das ações que possibilitem reduzir, mitigar ou evitar danos ou efeitos resultantes de processos ou atividades conduzidas de forma insegura. Assim como citado na seção anterior, sobre o programa da qualidade, aqui vou considerar a tarefa primária de um gestor de risco que é a elaboração de um programa de gestão de risco institucional. A referência será também o Manual JCI, que destaca como requisitos:

"QPS 11- Um programa contínuo de gestão de riscos é usado para identificar e reduzir de forma pró-ativa eventos adversos não previstos e outros riscos de segurança para pacientes e a equipe.

Um elemento importante da gestão de riscos é a análise de riscos, como um processo para avaliar quase falhas e outros processos de alto risco para os quais uma falha resultaria em um evento sentinela. Uma ferramenta que fornece essa análise pró-ativa das consequências de um evento que poderia ocorrer em um processo de alto risco crítico é a análise de modo e efeitos de falhas. O hospital pode também identificar e usar ferramentas similares para identificar e reduzir riscos, como uma análise de vulnerabilidade a perigos." (p. 148)

O Manual JCI também destaca os elementos que devem ser considerados na elaboração de um programa que são:

a) Identificação dos riscos;

b) Priorização dos riscos;

c) Notificação de riscos;

d) Gestão de riscos;

e) Investigação de eventos adversos; e

f) Gestão de reivindicações relacionadas.

Dicas relevantes associadas à narrativa do conteúdo apresentado:

1. Considere a estrutura da gestão de qualidade e de risco como instâncias de posição destacada, vinculadas à estrutura da direção executiva da instituição. A opção por um comitê ou órgão colegiado amplia sobremaneira a capacidade de articulação institucional.

2. Defina e estabeleça uma descrição de cargos para cada gestor, da qualidade e de risco, atribuindo funções específicas para o seu trabalho.

3. Valorize e considere a oportunidade de fazer a seleção interna dos gestores, buscando complementar ou aprimorar suas competências a partir da descrição de cargo definida, seja em processos internos ou externos de formação.

4. Defina e elabore, como participação direta da direção executiva, programas escritos, de abrangência global na instituição, que descrevam os principais elementos da estrutura e do modelo de gestão da qualidade e da segurança, atribuindo status de política ou de lei ao documento, o qual deve ser, pelo menos, anualmente revisto e atualizado e regularmente monitorado pela direção.

5. Comece a documentar e divulgar os fatos evolutivos da atuação e do desenvolvimento das ações e resultados de melhoria da qualidade e da segurança relacionados com o trabalho dos gestores da qualidade e de risco, incentivando a adesão e participação de mais profissionais no processo.

Capítulo 5

Como se preparar
para uma avaliação de qualidade e segurança

Refletindo...

Não vale a pena simplesmente querer avaliar para levantar problemas. Toda avaliação deve ter um propósito claro e deve servir como uma base estruturada de dados, depois transformados em informações, com o objetivo de auxiliar ou clarificar a tomada de decisões.

Questionando...

O que devo considerar de mais importante quando submeto minha instituição ou serviço a um processo de avaliação? Como identificar se os avaliadores e seus critérios são de fato confiáveis e vão contribuir com meus propósitos de melhoria?

Considerações gerais sobre o processo avaliativo e a seleção da metodologia

Já diz o senso popular: ninguém gosta de ser avaliado. A avaliação é uma atividade que causa diferentes sensações para quem se coloca na condição de avaliado. Perguntas comuns: por que avaliar? O que será feito com os resultados da avaliação? Como me comportar diante dos avaliadores? O que devo dizer ou esconder? São realidades com as quais me deparo desde o início de minha atividade nessa carreira de avaliação de serviços e sistemas de saúde. Em minha dissertação, para obtenção do título de mestre em Avaliação, como abordei no capítulo inicial, busquei diferentes referências sobre os processos avaliativos, como bem se aplica ao mestrado em questão. Na abordagem inicial, destaquei o que Worthen, Sanders e Fitzpatrick, estudiosos de processos avaliativos, relatavam sobre a dificuldade de avaliar e que, mesmo entre avaliadores, o consenso sobre o conceito de avaliar ainda não está absolutamente claro ou definido. Permita-me aqui, para buscar algum referencial, retomar o conceito que os autores admitiram em seu trabalho: "Avaliação é a identificação, esclarecimento e aplicação de critérios defensáveis para determinar o valor (valor ou mérito), a qualidade, a utilidade, a eficácia ou a importância do objeto avaliado em relação a esses critérios".

Retomando outras questões sobre avaliação que tratei em minha dissertação, apresento o texto seguinte: "A avaliação da qualidade e segurança em saúde ainda é considerada uma tarefa de difícil execução para as instituições de saúde, apesar da evolução identificada, nas últimas décadas, a partir da introdução de metodologias e sistemas de avaliação específicos no Brasil, como a acreditação hospitalar. Uma questão de importância no uso dessas diferentes formas de avaliação tem relação direta com o tipo de instrumento a ser utilizado para a realização da coleta de dados. No trabalho publicado por Worthen, Sanders e Fitzpatrick (2004), o uso de questionários deve resultar de uma criação cuidadosa desde o seu rascunho. Ainda segundo os autores, aspectos técnicos devem ser considerados na sua elaboração, como, por exemplo, o sequenciamento das questões integrantes do instrumento." (p. 18).

Quero extrapolar as considerações dos autores citados no texto, sobre o uso de questionários, me referindo ao que é o conteúdo de um manual de padrões. Padrões são elementos técnica e cientificamente elaborados e validados. Incorporam um conjunto de critérios ou requisitos que se aplicam a objetivos gerais ou específicos. Como citado no segundo capítulo que trata da evolução da acreditação, essa metodologia se utiliza de manuais de padrões, que variam segundo os modelos ou origens das distintas entidades que desenvolvem e aplicam métodos de avaliação, baseados nessa metodologia, em todo o mundo.

Os padrões que constam dos manuais de acreditação, assim como de outros modelos de certificação de qualidade, como os utilizados pelo sistema da International Organization for Standardization (ISO) ou Organização Internacional para Padronização, em tradução livre, também chamados de normas, se propõem, como função primária, a estabelecer requisitos considerados como referenciais mínimos ou de excelência, conforme o modelo adotado por uma instituição de saúde. Outra característica também verificada na utilização de padrões é a definição de níveis ou graus diferenciados de atendimento aos requisitos, possibilitando, por exemplo, que uma instituição receba títulos ou certificados de acreditação com denominações distintas, mesmo quando utiliza um único modelo de acreditação, o que pode ser observado no Quadro 11- Modelos de acreditação aplicados no Brasil, apresentado no segundo capítulo.

A preparação para uma avaliação do grau de qualidade e segurança em uma instituição de saúde pressupõe o conhecimento claro e objetivo sobre o conjunto de padrões e seus respectivos critérios, com ênfase na adequação e apropriação desses padrões, segundo o perfil de serviços, mas também em relação aos propósitos da instituição na realização do processo avaliativo. Quanto maior o grau de entendimento e compreensão de quem é avaliado sobre o objetivo, o escopo e as características dos padrões aplicáveis, maior será o benefício alcançado com a avaliação a ser realizada. O papel que a acreditação já alcançou no cenário atual tem possibilitado o uso mais regular e consistente de seus padrões com o propósito de avaliar, de fato, qualidade e segurança na prestação de cuidados de saúde. Utilizando ainda como referência minha dissertação de mestrado, quero ilustrar minhas afirmações com o texto seguinte:

"Na abordagem sobre o valor e aplicabilidade de uma avaliação de acreditação, Hillegonda (2000 apud Rodrigues 2004) considera que uma avaliação da qualidade pode servir a diferentes propósitos, como, por exemplo, uma pesquisa de avaliação, uma avaliação para decisão ou para gestão e que os dados, a serem coletados, podem envolver estruturas, processos e resultados.

Para Clinco (2007), a busca pela excelência na qualidade tem levado os hospitais a se adequarem a padrões específicos e pré-estabelecidos, como os que são utilizados na acreditação hospitalar. Ainda segundo Clinco, atendendo aos padrões e seus requisitos, os hospitais se tornam mais seguros, tanto para o cuidado ao paciente como para a atuação dos profissionais, passando a ter reconhecimento, uma vez que seus atributos de qualidade tornam-se mais evidentes." (pag. 29)

Dessa forma, o passo inicial a ser dado é a escolha do método ou modelo ou metodologia a ser definida. Outra questão é a opção por um referencial de critérios ou normas mínimas ou a busca por parâmetros de excelência ou de melhor desempenho, assim como a abordagem de caráter nacional ou internacional, o que pode configurar um nível de exigência menos ou mais rigoroso. Quero aqui, mais uma vez, como citado no capítulo que trata da acreditação como um caminho para a melhoria da qualidade e segurança, reiterar o fato, por experiência, de que a sobreposição de modelos ou metodologias, não garante, objetivamente, melhor ou maior grau de qualidade ou de segurança dos serviços.

Avaliar implica, essencialmente, em levantar evidências frente a um conjunto de critérios ou requisitos e estabelecer um julgamento. Ao avaliado não cabe justificar ou apresentar desculpas, mas, sim, procurar entender o porquê de um avaliador julgar determinado processo como não satisfatório!

Na experiência desenvolvida como parte do programa de acreditação CBA-JCI com instituições que já estavam acreditadas por outras metodologias, tanto nacional quanto internacional, o trabalho demonstrou que existem diferenças importantes no desenvolvimento das metodologias. A primeira é o próprio conjunto de padrões, onde os requisitos são de níveis ou graus de exigência muito diferenciados. Há um senso comum nessas instituições já acreditadas, onde aplicamos a metodologia CBA-JCI, que os padrões são muito mais abrangentes e rigorosos, segundo depoimentos dos próprios profissionais, em especial os de atuação clínica, como os médicos. Outra diferença se expressa no método ou no rigor da equipe de avaliação, a partir da utilização, por exemplo, no caso CBA-JCI, da estratégia de rastreamento de casos. Nessa opção, já abordada no segundo capítulo, os avaliadores fazem a seleção de casos de pacientes, a partir do censo diário de pacientes e o perfil assistencial da instituição e avaliam as experiências, os processos, as atividades que se desenvolveram ao longo da cadeia de cuidados prestados a cada paciente, confrontando com os requisitos definidos pelos padrões. Portanto, os avaliadores têm a oportunidade concreta de conduzir um processo avaliativo baseados em fatos e em cenários reais, buscando as informações ou evidências diretamente com os agentes finais dos cuidados ou serviços prestados aos pacientes.

A acreditação hospitalar também é considerada um processo difícil de implementação para os hospitais brasileiros. Hinrichsen (2012) descreve: "Implantar uma assistência sistematizada em práticas com padrões de segurança e qualidade, segundo manuais/exigências de órgãos certificadores, de acreditação é muito trabalhoso; requer tempo e exige investimentos e adequações. Também ainda não é uma realidade a valorização desse processo por parte das fontes pagadoras e os serviços prestados segundo conceitos de qualidade". (p. 4).

A questão que entendo como crucial está na forma de aplicação e no benefício efetivo de utilização do conjunto de padrões e requisitos aplicados por cada modelo. Tenho verificado uma realidade preocupante que as instituições têm optado por determinado modelo ou metodologia, por considerar aquele um caminho mais fácil de obter selos ou certificados de acreditação e não de, propriamente, melhorar a qualidade e segurança de seus serviços. Além disso, ao avaliar instituições que já possuem outros certificados de acreditação, como citado acima, ainda nos deparamos com situações ou condições graves de não conformidades, onde requisitos mínimos, como exigências de legislação ou de regulamentos não estão atendidas.

O projeto de educação como base para a preparação para avaliação

A base de decisão de implantar um modelo e, consequentemente, garantir uma avaliação consistente, deve estar amparada também nos custos e investimentos necessários. A sobreposição de modelos também impõe esforços e despesas de maior monta, como observado no relato de gestores de instituições já certificadas ou acreditadas por distintas metodologias. A diversidade de referenciais e de exigências também compromete a lógica de entendimento e de participação dos profissionais, que precisam ser periodicamente submetidos a processos avaliativos com escopos muito distintos. Ouço relatos que indicam claras situações de relutância de lideranças frente a uma demasiada cobrança de suas equipes, diante de exigências tão diferenciadas de avaliação.

O projeto de educação como base para a preparação para avaliação

Utilizando o referencial CBA-JCI, passo a descrever as etapas previstas na preparação para a avaliação de acreditação, no modelo internacional. CBA-JCI oferecem serviços de educação e preparação voltados para programas de melhoria da qualidade e segurança, baseados nos critérios e requisitos constantes dos manuais de acreditação. Esses serviços são prestados a partir de um projeto de educação elaborado em conjunto com a instituição que se candidata à obtenção do selo de acreditação. São etapas absolutamente distintas e realizadas por equipes também distintas, quais sejam, a educação e a acreditação propriamente dita.

Não há obrigatoriedade da realização da fase educacional, assim como cumprir essa fase não implica em qualquer definição de um "marco zero" ou de um tempo mínimo para a solicitação de uma avaliação final de acreditação. São fatos isolados e não dependentes. A instituição tem a livre condição de optar por realizar ou não a fase educativa. No entanto, a experiência tem demonstrado que são raras as instituições que se candidatam a uma avaliação oficial de acreditação, sem que haja um passo anterior de preparação nesse desafio de obter o selo internacional do CBA-JCI. As dificuldades enfrentadas em compreender e atender o diversificado conjunto de padrões e seus requisitos têm justificado a adesão aos projetos educacionais, assim como os investimentos feitos nessa etapa.

Na fase de educação o ponto inicial é o contato com a Área de Relações Institucionais (RIS) do CBA - http://cbacred.org.br/educacao/solicitar-projeto.asp. Caso o contato seja feito com a JCI, o mesmo será automaticamente redirecionado para o CBA, como representante no Brasil. A partir desse contato será então solicitado o preenchimento de um Formulário de Identificação Institucional, apresentado em resumo abaixo, cujo objetivo é a descrição detalhada do escopo e características do perfil de serviços, assim como os dados dos representantes do corpo diretivo. A partir desse preenchimento e análise dos dados será então identificado o tipo de serviço e o devido enquadramento para o conjunto de padrões e requisitos aplicáveis, podendo abranger: hospitais, serviços ambulatoriais (clínicas gerais, especializadas, serviços diagnósticos, de radiologia, por imagem), serviços de atenção domiciliar (home care, internação), serviços de cuidados prolongados (asilos, longa permanência), serviços de atenção primária (unidades básicas de saúde) e serviços de transportes médicos.

Dados para composição do Formulário de Identificação Institucional:

• Identificação da equipe diretiva e responsáveis administrativo e técnico (diretor-geral, diretor médico e de enfermagem etc.);

• O escopo geral dos serviços – número de leitos geral e por unidades, serviços clínicos, unidades cirúrgicas e de tratamento intensivo e especializadas e unidades de apoio;

• Dados do perfil clínico – diagnósticos prevalentes, cirurgias mais realizadas (média semestral);

• Atividades desenvolvidas – assistência, ensino, pesquisa;

• Os dados da estrutura predial – número de prédios, número de pavimentos por prédio, localização de prédios anexos;

• Os dados de produção geral – internações, atendimentos ambulatoriais, cirurgias etc. e dados estatísticos;

• Quantitativo de profissionais – funcionários, contratados, terceirizados, voluntários etc.;

• Identificação dos dados da empresa (razão social, natureza de serviços, endereço, CNPJ etc.) e documentação exigida por lei;

• Dados dos responsáveis financeiros – identificação de contatos para providências de pagamentos.

Feito o enquadramento da instituição, será então discutido com seus representantes, os objetivos e propósitos do programa de educação, podendo abranger, por exemplo, atividades educativas e de avaliação, assim como a duração do projeto. Uma estratégia importante é estabelecer uma fase inicial de implantação, onde os profissionais da instituição tenham a oportunidade de ter contato e conhecer, de forma mais estruturada, a metodologia, seus conceitos e princípios, assim como o conjunto de padrões e requisitos, conforme o tipo de manual aplicável, após o enquadramento do perfil da instituição. Nessa fase de implantação é recomendada a realização de uma avaliação externa, cujo objetivo será estabelecer um diagnóstico dos processos e serviços da instituição, frente aos requisitos descritos pelos padrões do manual aplicável. Essa avaliação diagnóstica permite que a liderança da instituição tenha acesso a um relatório detalhado, indicando todas as não conformidades ou conformidades parciais verificadas e anotadas pela equipe de avaliação e a partir desse relatório, possibilitar a elaboração de um plano de intervenção, considerando as ações necessárias para reverter o grau de conformidade dos requisitos ou exigências que não estejam satisfatoriamente atendidas.

Uma avaliação sempre causa apreensão e dúvidas em seus avaliados. Fazer uma ampla e clara divulgação do escopo, dos objetivos e do método de avaliação minimiza condições ou situações que possam eventualmente prejudicar o melhor andamento de um processo avaliativo!

Após a definição do escopo de projeto a ser implantado, será elaborada uma proposta técnica que descreve as etapas e atividades previstas, assim como um orçamento a ser analisado pela instituição. Nessa etapa, será também disponibilizado um canal de negociação com a RIS do CBA. Mediante a aprovação da proposta técnica pela instituição, será então elaborado e formalizado um contrato de prestação de serviços entre as partes. O contrato estabelece um conjunto de cláusulas que incluem o objeto da prestação dos serviços e a duração, escopo, formas de pagamento e vigência do projeto descrito na proposta técnica.

Com a assinatura do contrato, as ações do projeto de educação passam a ser desenvolvidas pela Coordenação de Educação (CEDUC) do CBA – educação@cbacred.org.br. Essa coordenação tem uma equipe de profissionais de saúde, que são especialistas, chamados de Educadores, que são criteriosamente selecionados e capacitados para educar instituições de saúde nos conceitos e princípios, assim como nos padrões direcionados para a implantação, implementação e manutenção de processos de melhoria da qualidade e segurança em saúde, como o programa de acreditação CBA-JCI. Para cada instituição que firma um contrato de prestação de serviços com o CBA, é designado um Educador que, junto com os responsáveis da instituição, define um cronograma de visitas e de atividades, segundo o escopo do projeto definido pela proposta técnica, considerando a duração e vigência do respectivo contrato. Esses Educadores podem tanto atuar no acompanhamento ou assessoramento das atividades educacionais propriamente ditas, assim como atuar em avaliações externas que estejam contempladas no projeto definido com cada instituição.

Entre os principais objetivos de um projeto de educação, incluem-se:

• Introduzir conceitos, princípios e métodos relacionados com requisitos voltadas para a melhoria da qualidade e segurança em saúde;

• Introduzir e mobilizar ações voltadas para realizar avaliação externa regular dos serviços, com base em critérios internacionais, conduzidas por profissionais qualificados;

• Estimular o princípio do aprimoramento contínuo da qualidade;

• Permitir a realização de um diagnóstico, estruturado, dos pontos fortes e dos pontos que necessitarão de esforços adicionais, frente aos requisitos dos padrões aplicáveis;

• Auxiliar na elaboração e/ou orientar planos de intervenção, direcionados segundo os achados da(s) avaliação(ões) externa(s) realizadas;

• Introduzir conceitos, ferramentas e indicadores de monitoramento contínuo e sistematizados dos processos de cuidados ao paciente e gestão dos serviços;

• Auxiliar a instituição a definir e desenvolver foco nas atividades de cuidado ao paciente, tendo a segurança como linha primária de execução;

• Iniciar e/ou estimular a continuidade de um programa de reestruturação e/ou aperfeiçoamento de práticas, processos e estruturas;

• Introduzir mecanismos para o estabelecimento de processos de mensuração do desempenho, de forma estruturada e permanente;

• Estimular a tomada de decisões voltadas para definição de ações de educação profissional continuada, com o objetivo de promover a qualificação e capacitação; e

• Determinar um plano de ação capaz de permitir o planejamento dos esforços necessários para a obtenção futura de certificados ou selos de acreditação;

Após a fase de implantação, com o consequente término da vigência do contrato e ainda conforme os resultados verificados no diagnóstico realizado nessa etapa, a instituição poderá delinear novos projetos de continuidade e estabelecer novos contratos de prestação de serviços, como continuidade das ações de educação. Nas novas etapas, o Educador poderá acompanhar e assessorar um plano de ação de melhorias para reverter o grau de conformidade dos requisitos ou exigências do manual que não estejam satisfatoriamente atendidas. Essas etapas intermediárias de continuidade poderão se repetir, conforme o grau ou nível de não conformidades identificadas na instituição. Por exemplo, algumas instituições têm problemas ou dificuldades relacionadas com estruturas ou instalações prediais que necessitam ser reformadas ou mesmo construídas, o que demanda planejamento, capacidade de investimentos e tempo de execução. Outra questão comumente identificada nas avaliações tem relação direta com a insuficiência de quadros profissionais especializados, como gestores de qualidade ou de risco, assim como de farmacêuticos ou nutricionistas clínicos, entre outros, o que também implica na necessidade de um tempo maior para corrigir essa inadequação, incluídos os prazos para seleção, recrutamento e capacitação desses profissionais.

A experiência no trabalho com as instituições que buscam acreditação na metodologia CBA-JCI indica um tempo médio entre o início da educação e a obtenção do selo de acreditação entre 18 e 24 meses para hospitais, independentemente do tamanho ou perfil e de 12 a 18 meses para instituições não hospitalares. Esse prazo pode variar para mais ou para menos em função da capacidade de resposta, de competências institucionais para se adequar aos requisitos do padrão, conforme citado acima. Sem sombra de dúvidas, a questão principal não está na figura do gestor da qualidade, mas, sim, na equipe diretiva, executiva da instituição. O diferencial está no fato da direção assumir para si o papel de principal patrocinador e intermediador das decisões e das ações que se farão necessárias ao longo do processo. Como citado anteriormente, uma das questões identificadas como principais não conformidades está o quadro profissional que, geralmente, precisa ser redimensionado, requalificado, incluindo médicos. Nesse sentido, decisões estratégicas precisam ser adotadas, implementadas e ainda monitoradas para verificar sua eficácia.

O programa de educação será iniciado com a realização de uma reunião de apresentação do projeto na instituição, na presença de representantes do governo, direção geral e das lideranças da instituição. O objetivo é prestar informações claras sobre o projeto a ser desenvolvido e seus principais desdobramentos, considerando a importância da participação e da atuação da direção e das lideranças no conhecimento e tomada de decisões sobre as não conformidades e consequentes medidas de correção ou de ações de melhoria a serem tomadas para atender aos requisitos dos padrões internacionais.

Nessa primeira reunião o Educador orienta e solicita à direção que indique o Coordenador do Programa de Educação na instituição, o qual, se recomenda, deve assumir também a função de coordenação do Grupo Facilitador, que será descrito mais abaixo. O Coordenador deve ser um membro da instituição que tem livre trânsito e que esteja diretamente ligado à equipe de direção e será o interlocutor entre o Educador e a CEDUC do CBA. No primeiro encontro do Educador com o Coordenador, o cronograma de atividades previsto na proposta técnica é confirmado ou alterado, se justificado e necessário, com a aprovação da CEDUC do CBA. São definidos dias e os horários para início e término de cada encontro previsto no cronograma, conforme estabelecido pelo Educador, considerando os tipos de atividades do projeto.

A atividade seguinte será a capacitação do chamado Grupo Facilitador, que aqui passa a ser denominado GF. O GF será o fio condutor do processo de implementação do programa de educação na instituição, tendo como referência o trabalho desenvolvido pelo Educador do CBA. Os participantes do GF devem ter disponibilidade de tempo para participar efetiva e integralmente das reuniões de trabalho estabelecidas no cronograma do projeto. Uma prerrogativa importante no processo de formação e atuação do GF é a recomendação de que a direção da instituição formalize esse grupo como um agente designado para a coordenação e o desenvolvimento dos trabalhos, visando garantir o reconhecimento e o entendimento dos demais profissionais sobre a atuação de seus participantes. Recomenda-se também que o diretor ou seu principal representante faça a abertura da primeira reunião de trabalho do GF, que dará posse aos membros indicados, formalizando as responsabilidades previstas e os resultados esperados, segundo os propósitos do projeto de melhoria da qualidade e segurança na instituição.

O sucesso do projeto depende em grande parte da atuação do GF. Baseado nos projetos considerados de melhor êxito, por meio da experiência ao longo dos mais de 16 anos de atividades, a composição do GF deve seguir as diretrizes descritas abaixo:

• Ter entre 20 a 35 profissionais, conforme o porte ou perfil de complexidade da instituição;

• Ter a participação, mesmo que periódica, de um ou mais membro(s) da direção geral, visando manter uma adequada integração e articulação com o conjunto de profissionais e a própria coordenação do GF (caso o Coordenador do GF seja um componente da Direção, outro membro é indicado);

• Ter membros representativos das diferentes categorias profissionais e áreas ou serviços assistenciais e administrativos da instituição, visando facilitar a disseminação do processo, procurando também estabelecer a correspondência de seus participantes, com os capítulos ou temas que compõem o Manual aplicável (o Educador do CBA orienta essa indicação);

• Ter obrigatoriamente representantes de Recursos Humanos, Engenharia Clínica, Manutenção/Segurança Predial, Laboratório/Serviços de Imagem, Hospitalidade e Unidades Intensivas, Especializadas e de Diagnósticos (laboratório clínico, radiologia e outros de imagem); e

• Ter uma participação representativa de profissionais de saúde, com uma especial perspectiva da participação de médicos, uma vez que são os principais agentes das atividades relacionadas com os cuidados prestados aos pacientes.

As atribuições do GF são diversificadas, em função do escopo e duração do projeto de educação e, envolvem entre outras, as que estão descritas abaixo:

• Conhecer, de forma mais detalhada, todo o conteúdo do manual de padrões aplicável aos perfis de serviços da instituição;

• Disseminar os conceitos e a metodologia de acreditação, com material e dinâmica elaborados em conjunto com o Educador do CBA;

• Disseminar os principais elementos do conteúdo do manual de padrões para os profissionais da instituição, conforme apropriado para os tipos de funções e atividades desenvolvidas nos serviços;

• Formar e mobilizar multiplicadores para o processo de educação;

• Programar, elaborar e distribuir materiais educativos ou de divulgação definidos para a educação da instituição, buscando criar identidade e uniformidade visual junto aos Departamentos/Serviços de Comunicação e Marketing da instituição;

• Planejar, executar e/ou auxiliar as atividades de preparação para a avaliação externa, caso previsto no projeto de educação;

• Planejar, executar e/ou auxiliar atividades de autoavaliação, em conjunto com o Educador do CBA, com o objetivo de simular atividades previstas na avaliação externa, caso definido no projeto de educação;

• Acompanhar e avaliar os procedimentos utilizados e os resultados obtidos nas atividades de preparação da instituição;

• Articular com a direção e lideranças da instituição ações voltadas a garantir o melhor desenvolvimento do projeto de educação;

• Catalisar a cultura da avaliação como instrumento de melhoria da qualidade e segurança e de educação continuada; e

• Atuar como agentes diretos e de divulgação do plano de ação de melhorias elaborado a partir das autoavaliações e/ou das avaliações externas realizadas na instituição, conforme o escopo do projeto de educação.

Visando o melhor desenvolvimento das funções e desempenho do GF, são mostradas algumas capacidades esperadas dos participantes, que são descritas a seguir:

• Assimilar e disseminar novos conceitos técnicos e profissionais;

• Sensibilizar outros profissionais;

• Influenciar a discussão sobre novos conceitos e opiniões técnicas com os profissionais;

• Atuar, no âmbito profissional, de forma interdisciplinar e colaborativa;

• Atuar como líder nas ações previstas no escopo do projeto de educação, mesmo não ocupando cargos/funções formais de liderança;

• Discutir e acatar decisões sob consenso;

• Promover e estimular a inter-relação entre os profissionais;

• Promover e estimular o autodesenvolvimento e o desenvolvimento dos demais profissionais; e

• Promover e estimular o conceito da melhoria contínua da qualidade e segurança em saúde.

As instâncias, grupos, equipes ou comitês colegiados têm claras vantagens sobre o trabalho de indivíduos isolados ou segregados. A representatividade e a diversidade de pontos de vista e de opiniões fazem com que o trabalho feito por esse modelo de atuação seja mais facilmente aceito e acolhido pela comunidade de uma instituição!

O programa de capacitação do GF, apresentado abaixo, é desenvolvido com carga horária de 16 horas, em dois dias consecutivos de oito horas.

Programa de Treinamento – Grupo Facilitador	
Primeiro dia: xx/xx/2015	
Horário	Atividades
08h30 – 10h	• Abertura – Apresentação dos Educadores • Breve histórico JCI e CBA • Conceitos aplicados à qualidade e segurança no ambiente da acreditação CBA-JCI A metodologia da Acreditação: conceitos e princípios
10h – 10h15	Intervalo
10h15 – 12h	• O perfil do Educador - atividades e ações • O perfil do projeto de educação para hospitais
12h – 13h	Almoço
13h- 15h	• O Manual Internacional de Padrões para Acreditação da JCI – Estrutura, Capítulos, Padrões e Elementos de Mensuração – com foco no paciente
13h – 15h	• O Manual Internacional de Padrões para Acreditação da JCI – Estrutura, Capítulos, Padrões e Elementos de Mensuração – com foco no paciente
15h – 15h15	Intervalo
15h15 – 17h30	• Dinâmicas de grupo para apreensão do conteúdo aplicado
Segundo dia: xx/xx/2015	
08h30 – 10h	• O Manual Internacional de Padrões para Acreditação da JCI – Estrutura, Capítulos, Padrões e Elementos de Mensuração – com foco na administração da instituição
1h – 10h15	Intervalo
10h15 – 12h	• Dinâmicas de grupo para apreensão do conteúdo aplicado
12h – 13h	Almoço
13h – 15h	• Exercícios para desenvolver habilidade no manuseio do manual
15h – 15h15	Intervalo
15h15 – 17h30	• O planejamento para o desenvolvimento das atividades de educação, conforme projeto definido para a Instituição XXXXX

Como parte das atividades finais da capacitação do GF, o Educador do CBA fará uma abordagem com os participantes, buscando identificar, segundo os perfis profissionais ou atuação nos serviços, a possível indicação de lideranças para cada capítulo ou tema abordado no manual. Tomando como exemplo o manual para hospitais, o seu conteúdo, como já apresentado no segundo capítulo, é dividido em 16 capítulos, que representam as macrofunções que organizam e integram os diferentes conjuntos de padrões desse manual. Sendo assim, a perspectiva é a de que o processo de educação se desenvolva a partir do referencial de capítulos do manual, fazendo com que essas macrofunções sejam trabalhadas de forma transversal em todos os setores, unidades, departamentos ou serviços da instituição. Para ilustrar, temos o capítulo que trata dos requisitos dos direitos dos pacientes e familiares. Não há como pensar em definir e garantir os direitos do paciente somente em determinadas unidades ou serviços. Toda a instituição necessita conhecer e atender a esses requisitos, mesmo aqueles que não são de áreas assistenciais, uma vez que no serviço de internação, por exemplo, devem ser garantidos direitos relacionados com proteção do consumidor e assinatura de termos de consentimento de internação ou realização de procedimentos gerais.

O objetivo é constituir novos perfis de liderança que trabalhem por processos transversais e não setoriais ou segmentares. A experiência tem mostrado que essa organização por lideranças de capítulos no GF oferece uma nova visão de gerenciamento, ampliando a oportunidade de integração e coordenação dos processos e atividades, a partir de uma nova capacidade de redesenhar e articular os diferentes e diversos componentes da cadeia assistencial em toda a instituição. Os profissionais de saúde passam a vislumbrar um perfil de cuidados integrados e não mais localizados em seus próprios ambientes de trabalho. A criação de políticas e procedimentos institucionais, baseadas nos capítulos e requisitos dos padrões, possibilita um novo modelo assistencial e gerencial na instituição, segundo relato dos próprios profissionais.

Tendo como base o *Manual Hospitalar JCI*, a Figura 11 apresenta um esquema que indica a organização estrutural dos capítulos desse manual e as respectivas propostas de indicação de lideranças que devem se originar dos participantes do GF.

Figura 11: representação da estrutura e conteúdo do Manual Hospitalar JCI – 5ª edição

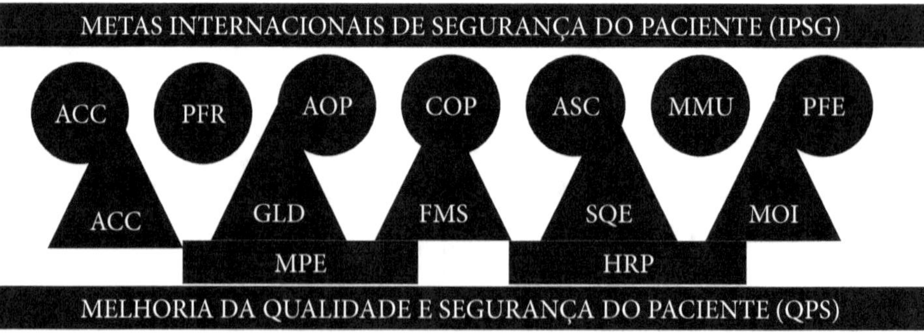

Denota-se, na figura acima, que as Metas Internacionais de Segurança do Paciente devem ser assumidas como requisitos institucionais, trabalhadas no âmbito das ações de lideranças estratégicas, dada a importância de sua implementação e o rigor previsto pelas regras de pontuação e de

decisão, frente aos achados verificados pelos avaliadores. Também destaca-se a função de base e sustentação do grupo de capítulos como um todo, pelo capítulo QPS, onde deve ser desenvolvido o processo de gestão da qualidade e segurança, que vai permitir aos demais atores do sistema, a possibilidade de conhecer e de utilizar as ferramentas e métodos para assegurar o melhor ou o pleno atendimento aos requisitos estabelecidos pelos padrões do manual de acreditação. Mais abaixo estão descritos os dois capítulos que se aplicam somente a Centros Acadêmicos de Ensino, no caso do Brasil, aos Hospitais Universitários, que têm a função de desenvolver a formação ou educação médica profissional e onde estão os Centros de Pesquisa Clínica com seres humanos.

As correspondências com as siglas apresentadas na Figura 11 acima, que se referem aos capítulos da versão em inglês do manual, são apresentadas no Quadro 13:

Versão em Inglês	Versão em Português
1. International Patient Safety Goals (IPSG)	Metas Internacionais de Segurança do Paciente
2. Patient and Family Rights	Direitos do Paciente e Familiares
3. Access to Care and Continuity of Care (ACC)	Acesso ao Cuidado e Continuidade do Cuidado
4. Assessment of Patient (AOP)	Avaliação do Paciente
5. Care of Patient (COP)	Cuidado do Paciente
6. Anesthesia and Surgical Care (ASC)	Anestesia e Cuidados Cirúrgicos
7. Medication Management and Use (MMU)	Gerenciamento e Uso de Medicamentos
8. Patient and Family Education (PFE)	Educação de Pacientes e Familiares
9. Quality and Safety Improvement of Patient (QPS)	Melhoria da Qualidade e Segurança do Paciente
10. Prevention and Control of Infections (PCI)	Prevenção e Controle de Infecções
11. Governance, Leadership and Direction (GLD)	Governo, Liderança e Direção
12. Facility Management and Safety (FMS)	Gerenciamento e Segurança das Instalações
13. Staff Qualifications and Education (SQE)	Qualificação e Educação de Profissionais
14. Management of Information (MOI)	Gerenciamento da Informação
15. Medical Professional Education (MPE)	Educação Médica Profissional
16. Human Subjects Research Programs (HRP)	Programas de Pesquisas Clínicas Envolvendo Seres Humanos

Fonte: *Manual Internacional de Padrões para Acreditação Hospitalar – 5a Edição – 2014 – Joint Commission International*

A preparação para a avaliação externa diagnóstica

Terminada a capacitação e definição do cronograma, por meio das visitas e encontros programados, o Educador do CBA dá prosseguimento às demais atividades definidas no projeto de educação. Uma etapa importante na fase de implantação do projeto é a preparação para a avaliação externa diagnóstica. Em geral é a primeira experiência da instituição em receber uma visita formal e estruturada com o objetivo de avaliar o conjunto de processos, atividades e serviços, frente aos requisitos de padrões internacionais que descrevem perspectivas de excelência de qualidade e segurança do cuidado prestado aos pacientes e na gestão dos serviços. É, portanto, um momento ímpar. A experiência tem nos mostrado o quanto a preparação bem conduzida é fundamental para o bom desempenho do processo avaliativo.

Nessa etapa de diagnóstico não é esperado e não será uma recomendação do Educador do CBA que a instituição desenvolva ações de melhoria, mesmo quando uma impressão ou uma leitura preliminar possa indicar que alguns requisitos dos padrões não serão atendidos. O objetivo do diagnóstico é estabelecer o retrato mais fiel e objetivo do momento atual da instituição quando confrontada com os referenciais dos padrões internacionais. A recomendação será, sim, de levar aos profissionais o melhor entendimento sobre o propósito da avaliação e os benefícios esperados, quando elaborado o relatório contendo os requisitos que não foram satisfatória ou plenamente atendidos. O Educador do CBA conduzirá encontros onde as necessidades de preparação e organização interna para receber a equipe da avaliação serão apresentadas e discutidas em sua operação. Nessa fase também será disponibilizado o Guia de Orientação para Avaliação Externa, um documento que descreve, com detalhes, todos os procedimentos e todas as atividades previstas na agenda da avaliação.

Uma estratégia que tem sido utilizada nessa etapa de preparação e que tem demonstrado um resultado bastante satisfatório, funcionando como um ensaio para a avaliação, é a realização de atividades de autoavaliação. O objetivo da autoavaliação é o de permitir o entendimento sobre a aplicação prática dos requisitos dos padrões, no caso dos participantes do GF, assim como provocar a reflexão e discussão sobre o desempenho da instituição frente aos padrões da acreditação e estimular sua adoção como prática regular nos serviços visitados. Na condução da autoavaliação não deve ser enfatizado, junto aos profissionais, o objetivo de avaliar, mas, sim, de utilizar os padrões, visando seu adequado conhecimento e interpretação, bem como sua aplicação no conjunto de serviços da instituição. A autoavaliação deve ser utilizada como instrumento educativo do GF e dos profissionais dos serviços e não efetivamente como uma ferramenta de avaliação.

Os procedimentos adotados para realizar a autoavaliação, em cada instituição, são decididos pelo GF, sob a orientação do Educador do CBA, buscando-se a participação de representantes da direção. A atividade pode ser realizada pelo próprio GF ou por profissionais de diferentes serviços da instituição, selecionados a partir da proposta de ensaio a ser desenvolvido na preparação da avaliação externa. Os serviços são selecionados de modo que a autoavaliação possa dar uma visão do desempenho global da instituição quanto aos capítulos do Manual JCI. Para essa atividade, o GF, sob a orientação do Educador do CBA, elabora um instrumento específico ou utiliza modelos de planilhas de avaliação adotados pelo CBA-JCI. Esses instrumentos podem conter o conjunto total de padrões do Manual JCI ou grupos específicos de padrões ou questões relativas aos processos e atividades consideradas de maior impacto nos serviços, conforme o procedimento de autoavaliação definido. Modelos de formulários para a autoavaliação estão disponíveis no acervo bibliográfico do CBA e podem ser consultados juntos ao Educador.

Ao trabalhar as informações geradas pela autoavaliação, a instituição conhece a opinião dos serviços sobre seu próprio desempenho, e da instituição como um todo, assim como possibilita o maior conhecimento sobre os requisitos dos padrões. Com a leitura preliminar e não com a proposta de avaliação propriamente dita, pode ser mais fácil se preparar e começar a trabalhar as necessidades de revisão, definição ou alteração de processos onde os profissionais reconhecem haver deficiência de desempenho, sendo mais fácil, também com a leitura dos resultados, disseminar exemplos positivos quando esses são reconhecidos no âmbito da própria instituição. Os resultados da autoavaliação, que devem ser divulgados de forma mais ampla e criteriosa possível, possibilitam organizar fóruns de discussão e reflexão sobre as práticas e processos desenvolvidos nos diferentes segmentos profissionais e nos diferentes serviços, a partir da visão de seus próprios pares na instituição, agora orientados pelos referenciais descritos no manual de padrões. Já na autoavaliação, segundo minha própria experiência, observa-se um movimento de aproximação e de discussão coletiva sobre questões que até então eram restritas a ambientes ou a grupos de profissionais específicos.

As atividades da preparação para a avaliação são coordenadas pelo Educador do CBA, em conjunto com o GF, e compreendem:

- A organização da agenda da avaliação que é elaborada e enviada pela CEDUC;
- A preparação de um local/sala reservada como ambiente de trabalho para os avaliadores;
- A preparação dos documentos para a Reunião de Revisão de Documentos;
- A orientação para a revisão de prontuários fechados; e
- A orientação para a preparação de documentos para a revisão das fichas funcionais.

A organização da agenda da avaliação

A definição da agenda da avaliação é feita a partir dos dados preenchidos no Formulário de Identificação Institucional, onde se define o tipo de instituição de saúde, o perfil assistencial, a complexidade dos serviços e o tamanho da estrutura e instalações prediais. A partir dessa análise é feita a determinação da duração da avaliação em dias e o número de participantes da equipe, o que pode indicar avaliações que variam de dois a seis dias, com no mínimo dois até sete profissionais. Vamos tomar como exemplo um hospital de grande porte, com mais de 100 leitos, de alta complexidade de serviços e diferentes prédios, como um hospital universitário. Nesse caso, a duração da avaliação será de seis dias com seis avaliadores. Essas definições são feitas no âmbito da CEDUC do CBA.

A composição da equipe de avaliação, em termos de categoria profissional, também atende aos dados do perfil assistencial e da complexidade de serviços. Em geral a equipe é composta por três membros, sendo um de categoria médica, outro de enfermagem e um terceiro com experiência em administração ou gestão de serviços de saúde. No caso de instituições de pequeno porte, de baixa complexidade, como serviços ambulatoriais ou de atenção primária, a equipe pode ser composta apenas por profissionais de enfermagem e de administração. Para cada agenda de avaliação será sempre indicado um dos profissionais que atuará como líder da equipe. Essa definição será informada junto com a elaboração da agenda pela CEDUC do CBA.

O CBA define algumas regras para a organização da agenda visando facilitar o encadeamento das informações no processo de avaliação e otimizar o tempo e o horário de trabalho dos membros da instituição e dos avaliadores. A responsabilidade pela elaboração e aprovação da agenda da avaliação é da CEDUC do CBA. Quando finalizada a agenda, a CEDUC a enviará ao Coordenador do Projeto na instituição, que deverá providenciar o preenchimento de dados relativos à identificação dos profissionais que atuarão como facilitadores durante os dias de avaliação e que estarão acompanhando os membros da equipe em seu deslocamento nas instalações da instituição assim como cuidando do contato e da organização das atividades de reuniões previstas na agenda. O Educador do CBA deve acompanhar o processo de elaboração e orientar o envio da agenda final, já preenchida com os dados de identificação dos facilitadores para a CEDUC do CBA.

Um modelo de agenda padrão, de três dias com três membros na equipe de avaliação, é apresentado a seguir:

1º DIA – xx/xx/2015 – 2ª Feira

Horário	MÉDICO	ENFERMEIRO	ADMINISTRADOR
08h – 08h30	Reunião de Abertura e Revisão da Agenda Local: Participantes:		
08h35 – 09h15	Apresentação da Instituição e do Programa de Qualidade e Segurança Local: Participantes		
09h15-12h	Reunião de Revisão de Documentos Local: Participantes:		
12h05 – 13h	Almoço (exclusivo dos Educadores) Local:		
13h05 – 14h25	Reunião Liderança da Qualidade e Segurança do Paciente Local: Participantes:		
14h30 – 16h30	Rastreador de Paciente Participantes:	Rastreador de Paciente Participantes:	Visita Predial Participantes:
16h30 – 17h	Reunião dos Educadores/ Integração de Achados Local: Facilitador:		

Horário			
08h – 08h55	Encontro diário de acompanhamento Local: Participantes:		
9h– 10h	Rastreador de Qualidade de Departamento/Serviço Participantes:	Rastreador de Paciente Participantes:	Visita Predial Participantes:
10h05 – 12h	Rastreador de Medicamentos Participantes:	Rastreador de Controle de Infecções Participantes:	
12h05 – 13h	Almoço (exclusivo dos Educadores) Local:		
13h05 –14h25	Reunião sobre o Programa de Qualidade / Gestão de Risco		
14h30 – 16h30	Rastreador de Qualidade – Serviços Intensivos Participantes:	Rastreador de Paciente Participantes:	Visita Predial Participantes: Rastreador de Qualida-de – Serviços Diagnósticos Participantes:
16h35 –17h	Reunião dos Educadores/ Integração de Achados Local: Facilitador:		

Horário			
08h – 08h30	Reunião dos Educadores / Planejamento do dia Local: Facilitador:		
08h35 –10h30	Reunião de SQE Corpo Médico c/ revisão de fichas Local: Participantes:	Reunião de SQE Corpo de Enfermagem e Outros Corpos Profissionais c/ revisão de fichas Local: Participantes:	Reunião de SQE Corpo de Enfermagem e Outros Corpos Profissionais c/ revisão de fichas Local: Participantes:
10h35 – 12h	Atividades Indeterminadas Participantes:	Atividades Indeterminadas Participantes:	Atividades Indeterminadas Participantes:
12h05 – 13h	Almoço (exclusivo dos Educadores) Local:		
13h05 –15h30	Reunião dos Educadores / Integração Final de Achados Local: Facilitador:		
15h35 –16h30	Reunião de Encerramento Local: Participantes:		

Fonte: *CBA - Coordenação de Educação*

A partir do segundo dia de avaliação é realizado um encontro diário de acompanhamento, com cerca de uma hora de duração, no primeiro horário, onde podem participar membros da direção, do GF e outros a critério da direção. Os avaliadores fazem um breve relatório das atividades desenvolvidas no dia anterior e apresentam as principais questões que não atendem, de forma satisfatória, aos requisitos dos padrões, indicando as oportunidades de melhoria em cada um dos capítulos que compõem o manual. A partir dessas indicações, os participantes da reunião podem interagir com os avaliadores e ampliar o conhecimento sobre a aplicação prática dos padrões internacionais, assim como tomar conhecimento das questões para as quais serão necessários esforços de melhoria e de investimentos. Nessa reunião também é confirmada a agenda do dia, evitando que alterações ou contratempos ocorram no transcorrer das atividades definidas.

A preparação de um local de trabalho para os avaliadores

Para o desenvolvimento das atividades durante a avaliação, o Educador do CBA solicita à instituição a preparação de uma sala para uso exclusivo dos avaliadores durante todo o período da avaliação, que deve conter terminais de computador para cada membro da equipe de avaliação, com acesso à internet. Nessa sala, conforme o tamanho e disponibilidade do espaço, podem ser realizadas algumas atividades, conforme indicado na agenda da avaliação, pelo que, deve ser um local com certo isolamento, com ambiente tranquilo e com adequadas condições de aeração e ventilação. O Educador do CBA solicita também que as refeições sejam servidas nessa sala e vagas para o estacionamento de veículos dos membros da equipe de avaliação, sempre que for informado o uso de veículos próprios, através de ofício formal da CEDUC do CBA.

A preparação dos documentos para a Reunião de Revisão de Documentos

A primeira atividade de avaliação, após a apresentação pelo hospital, conforme descrito no modelo de agenda acima, é a Reunião para Revisão de Documentos. É uma das atividades mais importantes e, portanto, deve ser cuidadosamente preparada pela instituição, sob a orientação do Educador do CBA. Essa reunião permite aos membros da equipe da avaliação tomar conhecimento sobre o conjunto de documentos que a instituição apresenta para responder aos requisitos dos padrões. Os Manuais da JCI têm em todos os seus capítulos de padrões, a referência ilustrativa de um ícone com a letra P, que indica a necessidade de se apresentar um documento escrito, correspondente ao tema abordado pelo respectivo padrão. A terminologia geral utilizada pelo manual é o de políticas e procedimentos ou programas, mas a instituição tem liberdade para definir a sua própria nomenclatura.

O Educador do CBA fornece instruções para a organização das pastas para a sessão de revisão de documentos, utilizando também os indicativos de políticas e procedimentos que constam no Guia de Orientação para Avaliação, conforme descrito a seguir:

- Para cada capítulo do manual é criada uma pasta específica;

- Cada pasta deve conter uma listagem, afixada em sua página inicial ou na capa;

- Os documentos são colocados em cada pasta respectiva, de forma organizada facilitando o manuseio;

- Cada documento, quando colocado na pasta, é identificado com uma etiqueta com a numeração correspondente que consta na lista, facilitando sua localização e a sua identificação no interior da pasta;

- A lista de documentos deve indicar o formato no qual o documento está disponível, seja impresso ou em meio digital/eletrônico;

- Caso os documentos sejam disponibilizados em meio digital/eletrônico, deve ser garantido o acesso do avaliador ao sistema, sendo instalado um terminal de computador para cada membro da equipe;

- As pastas não devem conter documentos que não tenham importância ou não acrescentem valor aos requisitos constantes dos padrões do manual, o que pode dificultar ou prejudicar a análise que é feita pelos avaliadores;

- Deve ser elaborada uma lista mestra geral, enumerando todo o conjunto de documentos constantes das pastas dos capítulos do manual.

O Educador do CBA define uma reunião com o GF para conferir os documentos listados segundo o preconizado no manual de padrões e no Guia de Orientação para Avaliação. As pastas devem estar devidamente organizadas e disponíveis na sala destinada aos avaliadores, antes do início da Reunião de Revisão de Documentos, no primeiro dia da avaliação.

A orientação para a revisão de prontuários fechados

Outra atividade importante é a orientação que o Educador do CBA faz sobre o processo de revisão de prontuários fechados. Essa revisão é realizada, preferencialmente, pelos membros da Comissão ou Comitê de Prontuários já existente na instituição, ou em caso contrário, deverá ser constituído um grupo responsável por essa revisão, que deve incluir, pelo menos, um médico, um enfermeiro e um representante do Serviço de Arquivo Médico ou outro equivalente, que deve também ser complementada com outros profissionais que utilizem o prontuário para fazer registros, como nutricionistas, fisioterapeutas, assistentes sociais, psicólogos, farmacêuticos e outros. Antes da realização da atividade os membros da equipe de avaliação indicam a necessidade do perfil e do número de participantes pela instituição.

Para a revisão desses prontuários, o Educador do CBA apresenta ao GF e aos responsáveis pela revisão o formulário estabelecido pela JCI, que contém as respectivas instruções, conforme apresentado no Guia de Orientação da Avaliação. Por se tratar de uma avaliação com base qualitativa, em média, a quantidade de prontuários solicitados para revisão é de 10, independente do porte e complexidade do hospital. Os prontuários serão selecionados pelos membros da equipe da avaliação, a partir de uma listagem que a instituição deve apresentar no primeiro dia da avaliação, contendo os prontuários de pacientes que receberam alta (saída ou óbito) ou foram transferidos para outra instituição nos últimos quatro meses anteriores a contar da data inicial da avaliação.

Os profissionais da instituição que irão participar da revisão serão orientados a preencher previamente os formulários e apresentá-los na reunião de revisão, quando os membros da equipe de avaliação indicados a participar dessa atividade, irão discutir e validar os dados registrados nos respectivos formulários de cada prontuário solicitado. A validação poderá indicar questões relacionadas com o não atendimento aos requisitos constantes dos padrões que tratam de aspectos e elementos do prontuário clínico do paciente.

Abaixo, no Quadro 14, uma amostra do conteúdo do formulário utilizado para a revisão de prontuários e que consta do *Guia de Orientação da Avaliação*, onde deve ser assinalado se o documento/evidência está presente (SIM), se não consta do prontuário (NÃO) ou se não se aplica, conforme o perfil de paciente selecionado para a revisão.

Quadro 14: amostra de itens do Formulário de Revisão de Prontuários – Guia de Orientação para Avaliação Hospitalar da JCI

Prontuário Nº				
Padrão	Documento/Evidência requerida	SIM	NÃO	NÃO SE APLICA
IPSG. 4	Registro, antes do procedimento, que o consentimento informado é apropriado para o procedimento; que o local, o procedimento e o paciente são corretos e estão identificados; e que todos os documentos e equipamentos necessários estão disponíveis e funcionando.			
AOP. 1	O hospital identifica as informações que serão documentadas para as avaliações.			
GLD. 18	A identidade do indivíduo (s) que fornece as informações e obtém o consentimento, no caso de pesquisas clínicas, está anotada no prontuário do paciente; o consentimento é documentado no prontuário			
COP. 2.1	Plano inicial de cuidado documentado no prontuário do paciente.			
COP. 5	A resposta do paciente à terapia nutricional é monitorada e documentada no prontuário do paciente			
ASC. 4	Avaliação pré-anestésica e pré-indução.			
COP. 8.4	O programa de transplante documenta confirmação compatibilidade órgão no prontuário do candidato ao transplante.			
MMU. 4.3	Registro no prontuário de medicamentos prescritos e administrados.			
MOI. 10	O hospital mantém um registro clínico para cada paciente avaliado ou tratado, e conteúdo e formato específico do registro é determinado pelo hospital.			
MOI. 11	O hospital identifica os profissionais habilitados a fazer registro no prontuário.			

Fonte: Guia de Orientação para Avaliação Hospitalar - JCI - 2014

A orientação para a revisão de fichas funcionais

Na preparação para essa atividade, o Educador do CBA orienta o GF na organização de documentos que são verificados durante a reunião, conforme indicado na agenda da avaliação, relacionada com o corpo médico, de enfermagem e de outros profissionais. Esses documentos são indicados em um formulário denominado de Avaliação da Competência Profissional e devem ser apresentados pela instituição, conforme definido no *Guia de Orientação para Avaliação*. No transcorrer da avaliação, em geral, entre o primeiro e o segundo dia, os avaliadores indicam os nomes de profissionais, por cargos e ou funções, para os quais os documentos deverão ser disponibilizados.

As reuniões de revisão serão feitas em separados por categoria profissional, sendo médicos, equipe de enfermagem e outros profissionais de saúde. Dessa forma, se faz necessário organizar a participação de cada responsável pelos documentos de cada categoria, sendo imprescindível a presença de representantes dos recursos humanos em cada reunião prevista na agenda. Para a reunião do corpo médico, caso os documentos estejam sobre a responsabilidade da direção médica da instituição, mesmo assim recomenda-se a presença de profissionais dos recursos humanos.

Os profissionais da instituição que irão participar da revisão serão orientados a preencher previamente os formulários e apresentá-los na reunião de revisão, quando os membros da equipe de avaliação indicados a participar dessa atividade, irão discutir e validar os dados registrados nos respectivos formulários de cada profissional solicitado. A validação poderá indicar questões relacionadas com o não atendimento aos requisitos constantes dos padrões que tratam de aspectos e elementos da educação e qualificação de profissionais, conforme preconizado no respectivo capítulo.

Abaixo, nos Quadros 15 e 16, uma amostra do conteúdo do formulário utilizado para a revisão das fichas funcionais de Corpo Médico e Corpo de Enfermagem e que também constam do *Guia de Orientação da Avaliação para Hospitais*, onde deve ser assinalado se o documento/evidência está presente (SIM), se não consta da ficha funcional (NÃO) ou se não se aplica, conforme a categoria do profissional selecionado para a revisão.

Quadro 15: amostra de itens do Formulário de Revisão de Fichas Funcionais do Corpo Médico – Guia de Orientação para Avaliação Hospitalar da JCI

Prontuário Nº				
Padrão	Documento/Evidência requerida	SIM	NÃO	NÃO SE APLICA
	O hospital tem um processo contínuo e uniforme para gerenciar as credenciais de membros do corpo médico.			
SQE. 9	Os membros do corpo médico que por lei, regulamentos e política do hospital têm permissão para prestar cuidados de paciente sem supervisão, são identificados.			
	Todas as credenciais exigidas pela política do hospital são copiadas pelo hospital e mantidas para cada membro do corpo médico em seu arquivo de pessoal ou em um arquivo de credenciais separado.			

Quadro 15: amostra de itens do Formulário de Revisão de Fichas Funcionais do Corpo Médico – Guia de Orientação para Avaliação Hospitalar da JCI (continuação)

Prontuário Nº				
Padrão	**Documento/Evidência requerida**	**SIM**	**NÃO**	**NÃO SE APLICA**
SQE. 9.1	Credenciais adicionais exigidas pela política do hospital são verificadas com fonte que emitiu as credenciais, se exigido pela política do hospital.			
SQE. 11	Todos os membros do corpo médico são incluídos em um processo contínuo de monitoramento e avaliação da prática profissional, conforme definido pela política do hospital e padronizado no nível do departamento/serviço.			

Quadro 16: amostra de itens do Formulário de Revisão de Fichas Funcionais do Corpo de Enfermagem – Guia de Orientação para Avaliação Hospitalar da JCI

FICHA FUNCIONAL CORPO DE ENFERMAGEM				
Padrão	**Documento/Evidência requerida**	**SIM**	**NÃO**	**NÃO SE APLICA**
SQE. 3	O hospital usa um processo definido para corresponder conhecimentos, habilidades e a competência do corpo de enfermagem às necessidades dos pacientes.			
	Há pelo menos uma avaliação documentada de cada membro de corpo de enfermagem que trabalha com uma descrição de cargo todos os anos ou mais frequentemente, conforme definido pelo hospital.			
SQE. 8.1	Os membros da equipe que prestam cuidados aos pacientes e outros profissionais identificados pelo hospital que serão treinados na manutenção das funções vitais cardíacas são identificados.			
	É mantido um registro das credenciais de cada membro do corpo de enfermagem.			
SQE. 13	Licenças e formação/treinamento são verificados com a fonte original de acordo com os parâmetros encontrados no propósito de SQE.9.			
	É mantido um registro das credenciais de cada membro do corpo de enfermagem.			

Finalizada a preparação e estabelecida a agenda, será então realizada a avaliação, na qual, pelas políticas do CBA, não é permitida a participação do Educador, por ser um momento onde não deve ocorrer nenhum tipo de intervenção que não a da própria equipe que conduz o processo avaliativo.

Após o término da avaliação será então elaborado um relatório detalhado no qual serão descritos todos os achados/evidências que indiquem a condição de um não atendimento aos requisitos estabelecidos pelo manual de padrões. Esses achados serão descritos em cada um dos elementos de mensuração de cada padrão dos manuais da JCI. Os achados indicarão a condição de conformidade parcial ou não conformidade para cada elemento. Para os elementos onde foram identificadas evidências que atenderam satisfatoriamente os requisitos, será indicada a condição de conformidade total, sem descrição de achados.

Os relatórios elaborados pela equipe da avaliação são de responsabilidade do líder, que deve encaminhar cada relatório à CEDUC do CBA, para um rigoroso processo de revisão de seu conteúdo, buscando verificar possíveis questões relacionadas com inconsistências ou incongruências do conjunto geral de achados e de inter-relacionamentos entre padrões e capítulos do manual. Caso se identifique alguma necessidade de revisão, o líder da equipe recebe o comunicado do revisor indicando a questão a ser revista. O líder, caso considere procedente, aciona os membros da equipe e acolhe a revisão indicada ou justifica ou esclarece a questão e mantem o relatório em sua forma original.

A instituição recebe o relatório em um prazo de 30 a 40 dias após a data final da realização da avaliação educativa e tem o prazo de até 30 dias para apresentar alguma contestação relativa ao conteúdo descrito no documento, se considerar que algum julgamento não está justo ou devidamente esclarecido. A CEDUC do CBA tem até 30 dias, a partir da data do recebimento da contestação, para apresentar a devida revisão ou justificativa da contestação apresentada.

Os relatórios das avaliações na etapa de educação, além da descrição detalhada de todos os achados relativos às conformidades parciais e não conformidades em cada elemento de mensuração dos padrões em cada capitulo do manual, apresentam, na parte final, uma análise gerencial dos resultados da avaliação, ilustrada em uma tabela e em gráficos. A tabela apresenta, por cada capítulo, o número absoluto de conformidades, conformidades parciais, não conformidades e padrões que não se apliquem ao perfil de serviços daquela instituição. Por exemplo, se a instituição não realiza transplantes, os respectivos padrões que tratam de serviços de transplantes de órgãos ou tecidos serão então considerados não aplicáveis. Os gráficos trazem uma leitura do percentual de conformidades, conformidades parciais, não conformidades para o conjunto geral de padrões e também por cada capítulo, permitindo, assim, que os membros da direção tenham uma clara leitura de quais questões ou áreas apresentam maior percentual de achados considerados como não satisfatórios em relação aos requisitos estabelecidos pelos padrões internacionais. Essa leitura gerencial facilita a tomada de decisões e auxilia na elaboração do plano de ações para corrigir ou adequar os requisitos identificados como não satisfatórios.

Abaixo, segue exemplos dos gráficos apresentados nos relatórios das avaliações que são realizadas nas etapas de educação nas instituições.

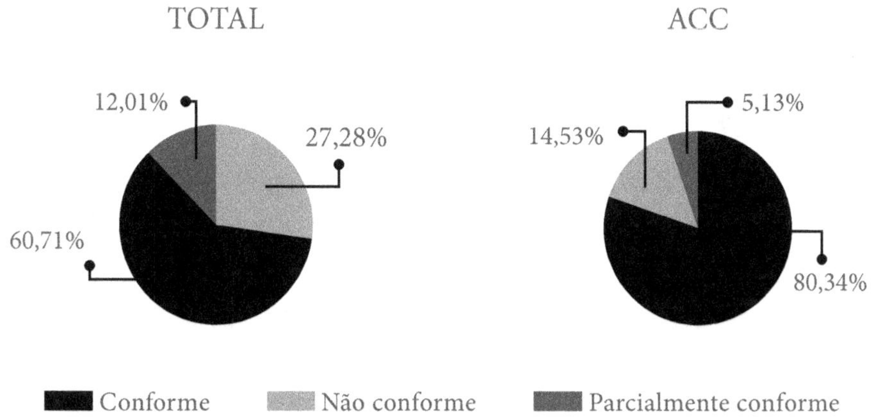

A partir do recebimento do relatório, a etapa seguinte a ser desenvolvida, com a participação do Educador do CBA, junto ao GF, é a discussão do conteúdo de achados e dos resultados identificados pela equipe da avaliação e a elaboração de um plano de ação para implementação de melhorias. As ações definidas nesse plano terão o objetivo de adequar, corrigir ou regularizar as condições ou questões para as quais os avaliadores indicaram evidências de conformidades parciais ou de não conformidades. A atuação do Educador nesse momento se foca na orientação das questões que devem ser consideradas como estratégicas ou prioritárias, frente ao conjunto geral de padrões internacionais.

A definição clara dos responsáveis pelas ações a serem desenvolvidas, assim como os recursos a serem aplicados ou utilizados e o prazo previsto para a finalização devem ser incluídos como elementos centrais do plano de ação. Deve ficar bem claro que o GF não será o executor do plano de ação, mas a partir dessa etapa, deverá iniciar um trabalho de cooptação de outros profissionais para o mais amplo e apropriado desenvolvimento das ações de melhoria. Um exemplo: se forem identificadas questões relativas ao capítulo de Gerenciamento e Uso de Medicamentos, não será somente o farmacêutico responsável pelo desdobramento das ações de melhoria, se essas questões tiverem relação com o armazenamento e a administração de medicamentos nas unidades de internação, uma vez que a equipe de enfermagem tem responsabilidades diretas nesses processos.

O plano de ação deve ser capaz de distinguir e de definir ações objetivamente direcionadas para a adequada solução das conformidades parciais e não conformidades relatadas no relatório, assim como de identificar e de apropriar as devidas responsabilidades e participação dos respectivos agentes nas questões colocadas nos requisitos estabelecidos pelos padrões. Para o estabelecimento do conteúdo do plano de ação o Educador do CBA vai orientar a realização de reuniões multiprofissionais, em conjunto com o GF, e com a presença de representantes da direção. A presença do diretor e/ou de seu representante e de outros membros da direção é relevante para o êxito no desenvolvimento das ações de melhoria. Nessas reuniões, para muitas ações definidas no plano, será necessária a tomada de decisões estratégicas, de cunho político e de natureza financeira, cuja competência é da direção. Por exemplo, se questões relacionadas com obras estruturais ou contratação de pessoal forem indicadas como melhorias, certamente será no fórum da direção que as decisões serão finalizadas. A escolha dos demais participantes das reuniões é decidida pelo GF com a orientação do Educador do CBA e vai estar baseada no conjunto de ações que constituem o plano de ação.

Critérios indicativos para seleção dos padrões prioritários para elaboração do plano de ação:

• Padrões que têm maior importância no desenvolvimento das atividades e processos do cuidado ao paciente;

• Padrões em que as conformidades parciais e as não conformidades colocam em risco direto a qualidade do cuidado prestado ao paciente;

• Padrões em que as conformidades parciais e as não conformidades indicam situações graves ou irregulares que prejudiquem o desempenho global da instituição;

• Padrões em que as conformidades parciais e as não conformidades coloquem em risco a segurança dos profissionais e visitantes no ambiente da instituição; e

• Padrões em que as conformidades parciais e as não conformidades indiquem o não atendimento à legislação vigente dentro dos requisitos mínimos necessários.

Abaixo segue exemplo de um plano de ação a ser estabelecido pela instituição.

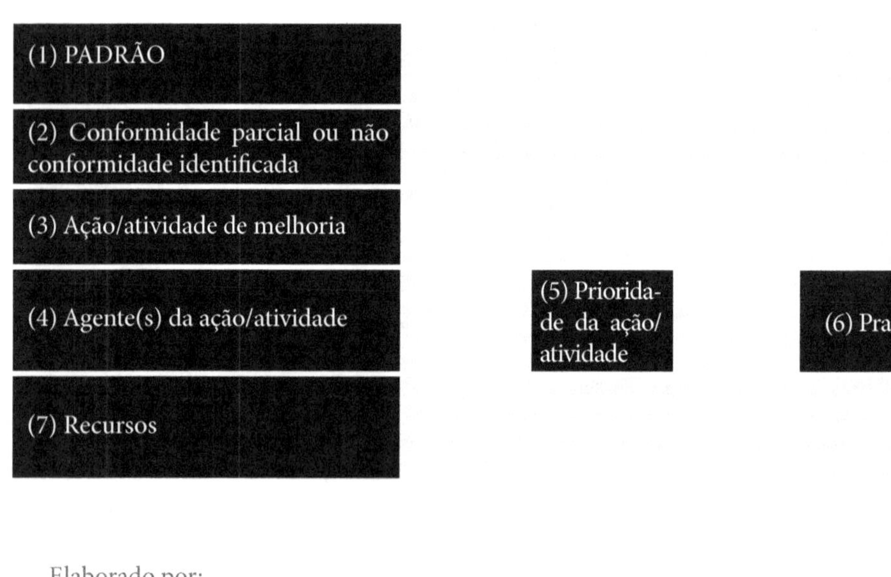

Elaborado por:

Aprovado por:

Aprovado por:

Instruções para o preenchimento:

1. Descrever o padrão – o padrão deve estar enquadrado na condição de conformidade parcial ou não conformidade.

2. Identificar a conformidade parcial ou não conformidade – descrever a condição que indica a avaliação de conformidade parcial ou não conformidade. Se o padrão apresentar mais de uma condição de conformidade parcial ou não conformidade, deve ser feita uma planilha para cada descrição.

3. Descrever a ação/atividade de melhoria – descrever de forma objetiva a ação a ser desenvolvida para alcançar a melhoria necessária relativa ao padrão, para buscar a sua condição de conformidade.
Como, por exemplo:

PFR 1. – A instituição define políticas e procedimentos que garantem os direitos do paciente e de seus familiares.

Ação – definir a política sobre os direitos do paciente, e os respectivos procedimentos incluindo a criação de material informativo que deve ser distribuído a todos os pacientes no hospital.

4. Identificar o(s) agente(s) da ação/atividade de melhoria – relacionar o(s) profissional(s) que junto aos respectivos membros do GF, será(ao) responsável(is) pela ação/atividade de melhoria a ser desenvolvida. Deverá ser indicado o nome, função e cargo do profissional que será o principal responsável ou coordenador do grupo que vai implementar essa ação.

5. Estabelecer prioridade no desenvolvimento da ação/atividade de melhoria - para o estabelecimento da prioridade são definidos três níveis, com os respectivos prazos:

Máxima (1) de 0 - 6 meses, Média (2) de 0 -12 meses e Mínima (3) + de 12 meses, que são ???

As ações deverão ser descritas de forma objetiva, possibilitando um monitoramento efetivo de seus resultados ou de sua conclusão. A prioridade também deve considerar a seleção do padrão, se nuclear ou não nuclear e sua relação com as regras de decisão para acreditação da instituição.

6. Prazo – deverão ser indicadas as datas de início e término do período proposto para implementação da ação/atividade, respeitando a definição das prioridades e suas datas limites dentro do cronograma de trabalho a ser estabelecido pela instituição.

7. Recursos – identificar e relacionar os recursos a serem utilizados e/ou necessários para o desenvolvimento da ação/atividade de melhoria, incluindo recursos humanos, materiais, financeiros e outros técnicos ou operacionais.

A etapa de desenvolvimento do plano de ação, em geral, vai ser incluída como parte de um novo projeto de educação, como uma continuidade da implantação e necessita, portanto, da discussão e apresentação de uma nova proposta técnica e do consequente contrato de prestação de serviços, conforme descrito na seção anterior - O projeto de educação como base para a preparação para avaliação. O Educador do CBA vai estabelecer, em conjunto com o GF e/ou com os subgrupos de profissionais responsáveis pelo desenvolvimento do plano de ação, estratégias para realizar o acompanhamento dos trabalhos, definindo um cronograma, com base nos produtos e no tempo de execução do projeto, segundo o contrato firmado com a instituição.

Nessa fase poderão ser apresentados exemplos de bom desempenho, segundo os padrões selecionados no plano de ação, a partir de experiências da própria instituição ou como parte de ações de *benchmarking* feitas com outras instituições que já estejam em processo de educação ou que já tenham obtido selos de acreditação. A estratégia do *benchmarking* tem sido uma ferramenta de melhoria eficiente e é muito utilizada pelas instituições em geral. O Educador do CBA pode indicar bibliografia ou fontes disponíveis sobre temas de interesse, e apresentar legislação pertinente, sempre que disponíveis no CBA ou em outros locais. Caso esteja previsto no contrato, será indicada a realização de seminários com Educadores Especialistas, que abordam assuntos relativos aos capítulos ou áreas de desempenho do manual, dando continuidade ao processo de educação dos profissionais, visando a melhoria contínua de desempenho. Os temas são escolhidos segundo as necessidades ou conformidades parciais ou não conformidades identificadas no plano de ação.

O cronograma de implementação das ações de melhorias e sua efetividade podem ser mensurados em suas datas limite, com a realização de novas avaliações dentro do projeto de educação. Essas avaliações nas etapas intermediárias de educação também ajudam as instituições a se prepararem de forma mais consistente para a avaliação oficial de acreditação.

Abaixo segue, em uma representação esquemática, o resumo das etapas de Implantação de um Projeto de Educação – figura 12 e as etapas subsequentes, como um Projeto de Continuidade – Figura 13, com foco no desenvolvimento do plano de ação de melhorias, cujo objetivo é a reversão dos requisitos avaliados como parcialmente conformes ou não conformes.

Figura 12: representação de etapas de um projeto de educação – Fase Inicial de Implantação

Contato com o CBA e Preenchimento de formulário de Identificação	Discussão de escopo do projeto, elaboração de Proposta Técnica e de orçamento	Aprovação de Proposta Técnica e de Orçamento	Apresentação de Projeto na Instituição e Formação de GF
Atividades de autoavaliação, como simulações de rastreadores	Atividades de preparação para avaliação diagnóstica	Realização da avaliação diagnóstica	Discussão do relatório e elaboração do plano de ações de melhoria

Fonte: *o autor*

Figura 13: representação de etapas de um projeto de educação – Fase de Continuidade/ Intermediária

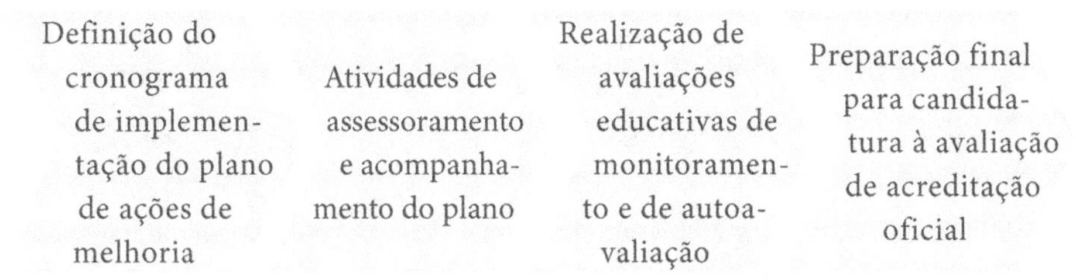

Definição do cronograma de implementação do plano de ações de melhoria

Atividades de assessoramento e acompanhamento do plano

Realização de avaliações educativas de monitoramento e de autoavaliação

Preparação final para candidatura à avaliação de acreditação oficial

Fonte: o autor

A avaliação de acreditação propriamente dita

A partir do desenvolvimento das etapas de educação ou de preparação, que são optativas, mas que a experiência tem demonstrado essenciais nessa jornada de melhoria da qualidade e segurança do paciente e busca por excelência de serviços, a instituição pode, então, candidatar-se a uma avaliação oficial de acreditação. Nessa fase, continuando na linha de atuação da metodologia CBA-JCI, a instituição deverá manter contato com a Coordenação de Acreditação e Métodos (COAME) do CBA – acreditacao@cbacred.org. br. Será orientado o preenchimento da Solicitação de Avaliação, que inclui dados relativos ao perfil geral da instituição, identificando sua equipe de direção, composição de serviços (próprios ou terceirizados), principais diagnósticos e procedimentos realizados, estrutura predial e instalações, entre outros. Os dados vão ser utilizados para a elaboração de um orçamento para a avaliação a ser realizada na instituição.

A JCI estabelece um conjunto de critérios para admitir que uma instituição seja candidata à obtenção do selo de acreditação internacional. Abaixo segue esse conjunto de critérios, tomando como base os critérios referentes aos hospitais, que podem ser correspondentes aos demais tipos de instituições, guardadas as devidas características e perfis de funcionamento de cada tipo.

- O hospital está situado fora dos Estados Unidos e de seus territórios.

- O hospital opera atualmente como um provedor de cuidados médicos no país, é licenciado para prestar cuidados e tratamentos como um hospital e, pelo menos, faz o seguinte:

• Fornece uma faixa completa de serviços clínicos de cuidados agudos - de diagnóstico, curativos e de reabilitação;

• No caso de um hospital especializado, fornece um conjunto definido de serviços, como pediátricos;

• Oftalmológicos, oncológicos e psiquiátricos, entre outros;

• Para todos os tipos de hospitais, presta serviços disponíveis 365 dias por ano; garante que todos os serviços diretos de cuidados de pacientes estejam operando 24 horas por dia, 7 dias por semana e presta serviços auxiliares e de apoio, conforme necessário, para necessidades de pacientes emergentes, urgentes e/ou de emergência 24 horas por dia, 7 dias por semana (como exames de diagnóstico, laboratoriais, cirúrgicos, conforme necessário para o tipo de hospital de cuidados agudos).

• O hospital presta os serviços abordados na 5ª edição dos padrões de acreditação de hospitais da JCI.

• O hospital assume, ou está disposto a assumir, a responsabilidade de melhorar a qualidade de seus cuidados e serviços.

• O hospital está aberto e em pleno funcionamento, admitindo pacientes para internação e dando alta a um volume de pacientes que permita a avaliação completa da implementação e manutenção da conformidade com todos os padrões de acreditação de hospitais da quinta edição da JCI.

• O hospital cumpre as condições descritas na seção "Requisitos para Participação na Acreditação" (APR) da 5ª edição dos padrões de acreditação de hospitais da JCI.

Na categoria de hospitais, a JCI, a partir de 2012, também adotou uma nova modalidade de acreditação, que se aplica a instituições hospitalares que funcionam como centros acadêmicos de ensino, que os diferencia de instituições hospitalares de outras generalidades. A seguir, os critérios para a candidatura desse tipo de hospitais.

O hospital de centro médico acadêmico candidato deve satisfazer todos os critérios acima, para hospitais, além dos três critérios a seguir:

1. O hospital candidato é integrado organizacional ou administrativamente a uma faculdade de Medicina.

2. O hospital candidato é o principal local de ensino de alunos de Medicina (graduação) e de *trainees* em aperfeiçoamento de especialização médica (por exemplo, residentes ou internos) da faculdade de Medicina citada no critério 1.

3. Por ocasião da inscrição, o hospital candidato está conduzindo pesquisas acadêmicas e/ou comerciais envolvendo seres humanos, sob vários protocolos aprovados, envolvendo pacientes do hospital.

Um aspecto a ser destacado é o prazo mínimo para o envio da solicitação da avaliação, que é de seis meses da data prevista para a realização da avaliação. Portanto, a instituição deve considerar esse prazo em seu planejamento como parte do projeto de obtenção de um selo de acreditação CBA-JCI. Esse prazo se faz necessário, uma vez que a avaliação envolve o desenvolvimento de um conjunto de medidas e ações preliminares, necessárias para a análise dos dados da solicitação, para a definição do perfil da equipe de avaliadores, para definição da duração e para a elaboração da agenda da avaliação que será apresentada à instituição. Esse período será também utilizado para a elaboração e aprovação do orçamento, assim como a elaboração do contrato de prestação de serviços.

Todo o planejamento é feito em conjunto entre a COAME do CBA e o escritório da JCI. Como parte do acordo de acreditação internacional conjunta firmado entre o CBA e a JCI, as ações para a realização das avaliações de acreditação são feitas de forma simultânea. O acordo prevê que, para as avaliações, será sempre indicada a participação de um avaliador internacional da JCI na equipe. Na atualidade, a JCI já tem avaliadores da equipe do CBA contratados como integrantes de seu quadro internacional, o que diminui, por exemplo, custos relacionados com despesas de traslados aéreos internacionais para avaliações realizadas no Brasil para instituições não hospitalares. No caso dos hospitais, dada a complexidade dos serviços e do perfil assistencial, assim como o maior tempo de duração das avaliações e o do número de membros na equipe, está estabelecido como regra a presença de um avaliador internacional.

Essa avaliação será organizada e preparada em conjunto pela COAME e pelo o líder definido para a equipe, o qual manterá contato direto com os responsáveis pela instituição. *O Guia de Orientação para Avaliação* será a peça chave para esse processo, que também foi utilizado como base na fase de preparação, caso a instituição tenha desenvolvido essa etapa preliminar. Uma orientação importante, que consta do Guia, trata da necessidade de tradução, para o inglês, de um determinado conjunto de documentos, conforme indicado em uma lista na parte final do guia. Essa lista pode ser eventual ou periodicamente atualizada pela JCI, o que será informado à instituição por meio da COAME do CBA. Nas avaliações onde há a participação de avaliador internacional, se faz necessário a contratação de serviço de tradução, que deve ter atestado de capacidade técnica, com o objetivo de garantir o melhor nível de trabalho desses profissionais, evitando que haja qualquer grau de prejuízo na condução ou no devido entendimento das interlocuções entre os avaliadores e os avaliados no transcorrer das atividades de avaliação.

Os novos manuais da JCI editados e publicados a partir de 2014 trazem uma nova seção intitulada de "Requisitos para Participação na Acreditação (Accreditation Participation Requirements – APR)". A seção APR é composta por requisitos específicos que visam garantir a devida e adequada participação de uma instituição no processo de acreditação e para manter uma concessão de acreditação consistente. As instituições devem estar sempre em conformidade com os requisitos dessa seção durante todo o processo da acreditação, nas suas fases de reacreditação, ou seja, no ciclo de revalidação do selo a cada três anos. Essa seção é composta de 12 requerimentos apresentados no Quadro 17 abaixo, tomando como exemplo o *Manual Hospitalar*.

Quadro 17: Seção APR – Exigências para Participação na Acreditação – Hospitais

Requisito	Descrição
APR. 1	O hospital cumpre todas as exigências para envios oportunos de dados e informações para a Joint Commission International (JCI).
APR. 2	O hospital fornece à JCI informações exatas e completas em todas as fases do processo de acreditação.
APR. 3	O hospital relata em até 15 dias qualquer mudança no perfil do hospital (banco de dados eletrônico) ou informações fornecidas à JCI por meio da E-App antes e entre avaliações.

Quadro 17: Seção APR – Exigências para Participação na Acreditação – Hospitais (continuação)

Requisito	Descrição
APR. 4	O hospital permite avaliações no local de padrões e conformidade da política ou verificação de questões de qualidade e segurança, relatórios de avaliação externos e de agências publicamente reconhecidas.
APR. 5	O hospital permite que a JCI solicite (do hospital ou de agência externa) e revise um original ou uma cópia autenticada dos resultados e dos relatórios de avaliação externos de agências publicamente reconhecidas.
APR. 6	O hospital permite que a equipe do Programa de Acreditação da JCI e os membros da Diretoria da JCI observem a avaliação no local.
APR. 7	O hospital participa do sistema de medição de melhoria da qualidade da Library of Measures (Biblioteca de Medidas) da Joint Commission International. A liderança do hospital seleciona medidas clínicas da biblioteca, aplicáveis às populações de pacientes e aos serviços do hospital. Quando as medidas da biblioteca não são aplicáveis às populações de pacientes e aos serviços do hospital, o hospital consulta a JCI em relação a uma isenção das exigências de medida da APR. 7.
APR. 8	O hospital representa com exatidão seu *status* de acreditação e os programas e serviços aos quais a acreditação da JCI se aplica.
APR. 9	Qualquer membro individual da equipe do hospital (clínico ou administrativo) pode relatar questões de segurança do paciente e qualidade dos cuidados à JCI sem sofrer represália do hospital.
APR. 10	Os serviços de tradução e interpretação providenciados pelo hospital para avaliação da acreditação e para todas as atividades relacionadas são prestados por profissionais licenciados de tradução e interpretação que não tenham nenhum vínculo com o hospital.
APR. 11	O hospital notifica o público que atende sobre como entrar em contato com a administração do hospital e a JCI para relatar questões sobre segurança do paciente e qualidade dos cuidados.
APR. 12	O hospital presta cuidados de pacientes em um ambiente que não apresenta riscos de ameaça imediata à segurança do paciente, saúde pública ou segurança da equipe.

Fonte: *Manual Internacional de Padrões para Acreditação Hospital – 5a Edição – 2014 – Joint Commission International*

Os requisitos constantes da secção APR não são pontuados como padrões durante a visita de avaliação. As instituições podem ser consideradas em conformidade ou não com os requisitos da seção APR, o que é verificado antes, durante ou após a avaliação propriamente dita. Tomando o exemplo do APR. 2, caso ao iniciar a avaliação, os avaliadores identifiquem que os dados fornecidos na Solicitação de Avaliação tenham sido prestados, de forma deliberada, como incorretos ou imprecisos, a equipe notifica ao escritório central do CBA-JCI, que pode indicar, inclusive a interrupção ou já alguma penalização para a instituição frente ao fato verificado. Conforme citado acima, as exigências de APR. 10 tratam da questão dos serviços de tradução, que devem atender requisitos específicos. Cada um dos requisitos da APR tem uma descrição detalhada de sua aplicação e das possíveis penalidades, caso os mesmos não sejam satisfatoriamente atendidos.

A avaliação de acreditação oficial segue o mesmo modelo de agenda apresentado na seção anterior, que é utilizada para as avaliações na fase de educação. Ao final, no último dia da avaliação, a equipe vai apresentar um relatório preliminar sobre os achados e o grau de conformidade verificado frente aos requisitos dos padrões do manual. Esse relatório não estabelece, em definitivo, a decisão sobre a acreditação ou não da instituição. A equipe poderá informar sobre a indicação de uma possível acreditação ou a necessidade de uma nova etapa para cumprir pendências relativas às regras de pontuação e de decisão para acreditação.

Essas regras são estabelecidas pelo Comitê de Acreditação da JCI e atualizadas a cada nova edição de manuais publicados, em média, a cada três anos. Vamos tomar como base as regras de pontuação e de decisão adotadas para o *Manual de Padrões para Hospitais*, que são semelhantes aos demais tipos de manuais utilizados pelo CBA--JCI. Para que uma instituição seja acreditada, vale considerar a pontuação e as respectivas médias obtidas em cada padrão, em cada capítulo e no conjunto geral de padrões constantes do manual. Durante a avaliação, a equipe identifica o grau de conformidade de cada elemento de mensuração descrito no manual para os padrões de cada capítulo. Considerando o conjunto geral, nos 16 capítulos, o *Manual Hospitalar* tem 305 padrões, subdivididos em 1.218 elementos de mensuração. Para cada elemento de mensuração é definido o grau de conformidade, que pode ser: conformidade total, que equivale a uma nota 10; conformidade parcial, que equivale a uma nota 5 e não conformidade que tem pontuação 0 (zero).

Essa pontuação é feita individualmente para os elementos de mensuração de cada padrão do manual. Tomando como exemplo um padrão e seus elementos de mensuração, vamos simular uma definição dos graus de conformidades dos elementos e suas respectivas pontuações, o que vai determinar a média obtida no padrão em função da pontuação. Essa explicação é fundamental para o entendimento da regra de pontuação e de decisão definida pela JCI. Segue exemplo no Quadro 18 abaixo.

Quadro 18: exemplo de simulação do grau de conformidade e respectiva pontuação, indicando a média obtida pelo padrão.

Capítulo: Acesso ao Cuidado e Continuidade do Cuidado

Padrão ACC.1

Os pacientes que podem ser internados no hospital ou que procuram serviços de paciente externo são avaliados para identificar se sua necessidade de cuidados médicos corresponde à missão e aos recursos do hospital.

Elemento de Mensuração	Grau de conformidade	Pontuação	Cálculo da média
1. Com base nos resultados da triagem, é determinado se as necessidades do paciente correspondem à missão e aos recursos do hospital.	CONFORME	10	
2. Os pacientes são aceitos somente se o hospital puder prestar os serviços necessários e oferecer o ambiente apropriado para cuidados aos pacientes externos ou internados.	PARCIAL CONFORME	5	10+5+5+0+10
3. Há um processo para fornecer os resultados de exames de diagnóstico aos responsáveis por determinar se o paciente deve ser internado, transferido ou encaminhado.	PARCIAL CONFORME	5	TOTAL 30 Divididos pelo número de Elementos de Mensuração (5)
4. Os exames ou avaliações específicas de triagem são identificados quando o hospital os exige antes da internação ou do registro.	NÃO CONFORME	0	
5. Os pacientes não são internados, transferidos ou encaminhados antes que os resultados dos exames exigidos para essas decisões estejam disponíveis.	CONFORME	10	Média 6

As regras utilizam, portanto, esse referencial de pontuação e de obtenção de médias, para cada padrão e depois para o conjunto geral de padrões de cada capítulo e por fim para todos os padrões do manual. Essa lógica se complementa com outras regras que estão descritas abaixo, para que a instituição seja acreditada:

1. Conformidade aceitável com cada padrão (uma pontuação de, pelo menos "5" em cada padrão);

2. Conformidade aceitável com os padrões de cada capítulo (uma pontuação agregada de, pelo menos "8" para cada capítulo);

3. Conformidade global aceitável (uma pontuação agregada de, pelo menos "9" em todos os padrões de todos os capítulos); e

4. O número total de elementos de mensuração pontuados como parcial ou não conforme não pode estar acima da média, estabelecida pela análise dos relatórios das avaliações

realizadas nos últimos 24 meses (informado pela Coordenação de Acreditação) para o mesmo tipo de programa (acreditação e reacreditação). (Média trimestral verificada nos relatórios de avaliações realizadas pela JCI em todo o mundo nos 24 meses anteriores)

5. Nenhum elemento de mensuração das Metas Internacionais pode ter pontuação "0" (zero) – não conforme

Caso a instituição não atenda, na primeira avaliação, a alguma das regras descritas acima, será indicada uma avaliação focal de acompanhamento. Essa seria considerada uma "segunda época" ou recuperação", uma nova oportunidade de resolver as pendências, o que pode acontecer em um prazo de até 120 dias a contar da data da entrega do relatório oficial de acreditação pela COAME do CBA, o que acontece com um prazo médio de 10 a 15 dias a contar da do último dia da avaliação. Para essa avaliação focal, será indicada a volta de um ou mais avaliadores, conforme o número de pendências identificadas no relatório. A própria instituição deve solicitar, no prazo de 120 dias, o retorno para essa avaliação, segundo previsão estabelecida com a COAME do CBA.

A avaliação focal, como o próprio nome indica, tem como objetivo identificar as ações de melhoria e progressos nas pendências identificadas no relatório e o devido atendimento às regras de pontuação e de decisão estabelecidas. Caso a instituição, nessa avaliação focal, não cumpra as regras, ela terá a indicação de acreditação negada e deverá cumprir um período de quarentena de um ano para solicitar nova avaliação. Caso a instituição cumpra as regras resolvendo suas pendências, ela terá então a outorga e receberá o selo de instituição acreditada. Todas essas tramitações de verificação de atendimento, as regras de pontuação e de decisão são conduzidas junto aos Comitês de Acreditação formalmente constituídos no CBA e na JCI, que são compostos por representantes de entidades da sociedade em geral, que garantem a consistência e validade da outorga da condição de acreditação. Situações especiais ou de excepcionalidade serão tratadas diretamente pela COAME do CBA e pela Coordenação de Acreditação da JCI.

As regras de decisão também indicam situações que podem ameaçar ou comprometer a busca por um selo de acreditação, mesmo após iniciada a avaliação propriamente dita, cujos exemplos seguem abaixo.

1. Quando uma ameaça iminente que ameaça o paciente, o público ou o profissional de saúde é identificada durante o período da avaliação.

2. Quando é identificado que um profissional esteja prestando serviços sem a licença, registro ou habilitação e essas são exigidas por leis ou regulamentos aplicáveis e do qual a assistência prestada pelo profissional põe em risco a segurança do paciente, podendo resultar num sério resultado adverso.

3. Quando o CBA-JCI são razoavelmente persuadidos de que a instituição deliberadamente falsificou ou sonegou informações ou documentos relacionados com a obtenção ou manutenção de sua acreditação.

4. Quando a instituição não possui licença, certificado e/ou permissão de funcionamento, conforme requerido por leis e regulamentos aplicáveis.

Mesmo acreditadas, as instituições ficam sob um rigoroso processo de monitoramento pela COAME do CBA e pela própria JCI. Devem elaborar e preencher relatórios periódicos de acompanhamento que são solicitados conforme os resultados identificados nos relatórios das avaliações de acreditação ou de reacreditação. O principal deles é o Plano Estratégico de Melhoria (Strategic Improvement Plan – SIP). Esse plano deve apontar ações relacionadas com não conformidades que podem ainda fazer parte do relatório da avaliação da instituição, embora não comprometam as regras de pontuação ou de decisão estabelecidas. Mesmo assim, esse plano deve demonstrar, de forma efetiva, o progresso da instituição em relação aos achados de não conformidade identificados pela equipe de avaliação.

No intervalo trienal de reacreditação, podem acontecer também as chamadas visitas não anunciadas, que podem ser identificadas como motivadas ou de acompanhamento. Caso uma denúncia, queixa ou fato que comprometa o *status* de qualidade e segurança da instituição chegue ao conhecimento do CBA-JCI, seja de forma espontânea pela própria instituição ou por meio externo, por pacientes, acompanhantes ou mídia em geral, uma avaliação completa ou focal poderá ser definida para averiguar e monitorar o quanto a instituição está ciente e vai responder ao fato relatado. A instituição também é solicitada a responder relatórios específicos sobre esse tipo de ocorrência, em especial quando ocorrem os chamados eventos sentinelas, ou seja, situações de maior gravidade que impliquem na morte ou perda grave e permanente de funções de um paciente ou profissional, que acarretem quebra da cadeia de qualidade e segurança dos processos de uma instituição. O *Manual Hospitalar da JCI* estabelece um conjunto de eventos sentinelas que devem ser relatados, para os quais um processo de análise e tomada de decisões deve ser rigorosamente desenvolvido. Abaixo, a definição de evento sentinela e a lista de eventos constantes do manual no capítulo que trata da "Melhoria da Qualidade e Segurança do Paciente (QPS)".

Um evento sentinela é uma ocorrência imprevista que envolve morte ou uma lesão física ou psicológica grave. Uma lesão física grave inclui especificamente a perda de um membro ou de função. Esses eventos são chamados de sentinela porque sinalizam a necessidade de investigação e resposta imediatas. Cada hospital estabelece uma definição operacional de evento sentinela que inclua pelo menos:

a) Uma morte não prevista, incluindo, mas não limitada a:
  • Morte não relacionada ao curso natural da doença ou da condição subjacente do paciente (por exemplo, morte por uma infecção pós-operatória ou embolia pulmonar adquirida no hospital);
  • Morte de uma criança a termo; e
  • O suicídio;

b) Perda importante e permanente de função não relacionada ao curso natural da doença ou da condição subjacente do paciente;

c) Cirurgia no local errado, procedimento incorreto, no paciente errado;

d) Transmissão de uma doença crônica ou fatal em consequência de infusão de sangue ou produtos de sangue ou do transplante de órgãos ou tecidos contaminados;

e) Rapto de bebês ou envio de um bebê para casa com os pais errados; e f) Estupro, violência no local de trabalho, como agressão (levando à morte ou perda permanente de função) ou homicídio (homicídio doloso) de um paciente, membro da equipe, profissional de saúde, estudante de medicina, *trainee*, visitante ou fornecedor enquanto nas dependências do hospital.

Nessas ocorrências, o manual define um conjunto de requisitos que são apresentados também no capítulo "Melhoria da Qualidade e Segurança do Paciente (QPS)", conforme a seguir:

"QPS. 7- A definição do hospital de um evento sentinela inclui os itens a) até f) (acima) e pode incluir outros eventos exigidos por leis ou regulamentos ou considerados pelo hospital como apropriados para adicionar à sua lista de eventos sentinela. Todos os eventos que se enquadram na definição de evento sentinela devem ser avaliados executando uma análise de causa raiz confiável. Detalhes exatos do evento são essenciais para uma análise de causa raiz confiável, portanto, essa análise precisa ser executada assim que possível após o evento. A análise e o plano de ação são concluídos em até 45 dias após o evento ou recebimento da notificação do evento. O objetivo de executar uma análise de causa raiz é o hospital compreender melhor as origens do evento. Quando a análise de causa raiz revela que as melhorias em sistemas ou outras ações podem evitar ou reduzir o risco de recorrência desses eventos sentinela, o hospital redesenha os processos e toma todas as ações que julgar apropriadas.

É importante observar que os termos evento sentinela e erro médico não são sinônimos. Nem todos os erros resultam em um evento sentinela, tampouco um evento sentinela ocorre somente em consequência de um erro. Identificar um incidente como um evento sentinela não é um indicador de responsabilidade legal". (p. 146).

A análise das ocorrências, as respostas e devidas comprovações apresentadas pela instituição serão analisadas por especialistas no âmbito da COAME do CBA e da JCI, a partir das quais serão então definidas medidas que podem abranger desde o aceite de um relatório apresentado de forma consistente, até a decisão de reavaliar por completo a instituição, permitindo ao CBA-JCI, tomar a decisão mais apropriada sobre a manutenção ou não da outorga do selo de acreditação. Caso a instituição seja penalizada com a retirada do selo de acreditação, em função de uma ocorrência que comprometeu sua qualidade e segurança, mas que poderá ser reconsiderada em um momento posterior, a instituição terá a possibilidade de se recandidatar ao processo. No entanto, conforme política definida pela JCI, se a instituição, de forma deliberada, tentar omitir ou falsificar informações de qualquer natureza, o que também está previsto nos requisitos da seção APR apresentada nesse capítulo, perderá definitivamente o selo de acreditação, sem a possibilidade de se recandidatar a processos futuros.

Outra informação relevante refere-se a possíveis mudanças ou alterações que a instituição apresente ao longo de seu período trienal de validade do selo de acreditação e que estão descritas na seção APR item 3, conforme abaixo.

"APR. 3- A JCI coleta as principais informações sobre o perfil de cada hospital em sua E-App para compreender a propriedade, licença, escopo e volume de serviços prestados a pacientes e os tipos de instalações de cuidado de paciente, entre outros fatores. Quando houver mudança em qualquer um desses fatores, a JCI deve determinar deliberadamente se a mudança está dentro ou fora do escopo de uma avaliação inicial de planejada ou de uma concessão de acreditação atual. Portanto, o hospital notifica a JCI antes da mudança ou em até 15 dias de mudanças em informações essenciais do perfil do hospital, incluindo, mas sem limitação, o seguinte:

Uma mudança na propriedade e/ou no nome do hospital.

• A revogação ou limitação de alvarás ou licenças operacionais, qualquer limitação ou encerramento de serviços de cuidados de paciente, quaisquer sanções a profissionais ou outros funcionários, ou outras ações nos termos das leis e dos regulamentos aplicados por autoridades de saúde relevantes.

• Alteração ou mudanças no uso de instalações de cuidados de paciente, construção de novas ou expansão de instalações de cuidados de paciente ou a ocupação de instalações em novos locais na comunidade, para expandir os tipos e volume de serviços de cuidados de paciente em 25% ou mais do que foi indicado no perfil do hospital ou que não foi relatado como um local de cuidados do paciente na E-App, ou que não foi incluído no escopo da avaliação de acreditação anterior.

• Expansão intencional da capacidade do hospital de prestar serviços na ausência de instalações novas, reformadas ou expandidas em 25% ou mais, conforme medido pelo volume de pacientes, escopo de serviços ou outras medidas relevantes.

• A adição ou exclusão de um ou mais tipos de serviços de saúde, como a adição de uma unidade de diálise ou descontinuação de cuidados de traumatismo.

• O hospital se fundiu, foi consolidado ou adquiriu um local, serviço ou programa não acreditado para o qual há padrões aplicáveis da JCI.

Quando ocorrer uma mudança significativa, a JCI pode conduzir uma avaliação focal em todo ou em parte do hospital novamente ou pela primeira vez no caso de novas instalações ou serviços. A acreditação da JCI não é automaticamente estendida a novos serviços e instalações sem uma avaliação no local." (pp. 13-14).

Uma informação que ocasionalmente é apresentada às instâncias do CBA-JCI, é a possibilidade de acreditar uma instituição ainda antes de sua inauguração. Essa é uma condição impossível de ser atendida, uma vez que o processo avaliativo se baseia essencialmente na verificação da qualidade e segurança na execução dos processos e serviços de cuidados prestados aos pacientes pelos profissionais. Como a instituição ainda não está atendendo pacientes, não há como proceder tal avaliação. A política da JCI define que uma instituição recém-inaugurada pode se candidatar a uma avaliação de acreditação, quando, pelo menos, 25% de seus serviços já estiverem em pleno funcionamento. No entanto, vale ressaltar que os projetos de educação podem ser iniciados tão logo a instituição, mesmo antes de inaugurada, tenha sua equipe de direção e a maioria de seus profissionais selecionados e recrutados, permitindo, assim, que os mesmos possam se familiarizar e trabalhar com os padrões internacionais no planejamento e organização da nova instituição, facilitando um processo futuro de acreditação.

Dicas relevantes associadas à narrativa do conteúdo apresentado:

1. Considere no seu planejamento, para a obtenção de um selo de acreditação, o desenvolvimento de etapas de educação e preparação. São etapas fundamentais para estabelecer referenciais de orientação para o melhor e mais abrangente conhecimento sobre a metodologia a ser aplicada.

2. Faça do Grupo Facilitador um fórum representativo e democrático de discussão e inter-relação multiprofissional e multissetorial, permitindo uma ação integrada e coordenada das ações propostas para a implantação do programa de melhoria da qualidade.

3. Valorize e considere as mais simples e, inicialmente, desconsideráveis opiniões e sugestões dos participantes do Grupo Facilitador. Adote a sistemática de registros das discussões, mesmo que não em modelo de atas, mas de dados que permitam recuperar discussões e propostas, evitando a retomada de discussões já encaminhadas e o melhor aproveitamento do tempo de participação dos membros.

4. Garanta que se estabeleça, junto com os representantes da direção, sob o acordo do principal executivo, um cronograma de reuniões ou encontros onde estejam presentes. Selecione, para essas ocasiões, os temas ou questões que estejam em nível estratégico de decisão ou que impactem em necessidades de investimentos ou mudanças de políticas ou paradigmas institucionais, como aquelas que envolvam ações relacionadas com mudanças ou decisões sobre o corpo médico.

5. Comece a documentar e divulgar os fatos evolutivos da atuação e do desenvolvimento das ações e resultados de melhoria da qualidade e da segurança relacionados com o trabalho do Grupo Facilitador, incentivando a adesão e participação de mais profissionais no processo.

Capítulo 6

Como capacitar

equipes e profissionais para projetos de melhoria

Refletindo...

Tenha em mente que o maior valor de qualquer organização é seu corpo de profissionais. Isso se torna especialmente importante, quando falamos de instituições de saúde. A capacitação de profissionais é um ponto crítico na obtenção de resultados positivos na melhoria da qualidade e, mais relevante, da segurança dos processos de cuidados prestados aos pacientes.

Questionando...

O que devo considerar de mais importante quando desenvolvo ações de capacitação de um profissional? É a sua ação individual ou sua inserção em uma equipe? Seria cada uma dessas condições em separado ou sempre serão trabalhadas em conjunto?

Capacitar. Segundo o Dicionário Michaelis - (*lat capacitate*+*ar²*) *vtd 1* Tornar capaz; *vpr 2* Ficar convencido, persuadir-se; *vtd 3* Fazer acreditar, persuadir. Não parece uma tarefa fácil. Um verbo que agrega componentes de convencimento e persuasão. Retornando ao Michaelis: Convencer: *vtd 1* Persuadir com argumentos, razões ou fatos; vtd 3 Considerar, provando ou demonstrando. Agora o verbo Persuadir: levar à persuasão ou à convicção; *vtd 2* Levar ou induzir a fazer, a aceitar ou a crer; aconselhar; *vpr 3* Acreditar, convencer-se, cuidar, julgar; *vpr 4* Admitir como verdadeiro, aceitar como certo.

Pode-se notar que as definições utilizam termos comuns que se replicam e acreditar é um deles. Tudo a ver com o propósito desta publicação. Mas não devo tomar como uma facilidade. É talvez a questão mais desafiante no trabalho que desenvolvemos na educação para implantação de uma metodologia de melhoria da qualidade e segurança. Fazer com que os profissionais mudem seus hábitos, condutas e práticas, acreditando e se convencendo por argumentos, fatos e razões o que será melhor para o seu trabalho e para o aprimoramento dos processos, parece, por vezes, uma tarefa inalcançável.

As definições acima também incluem a prova, a demonstração, a crença e o aconselhamento. Indicam que os profissionais devem admitir algo como o certo ou como verdadeiro e passem a prestar atenção e a adotar como uma doutrina. É, sem dúvida, a fase mais crucial. Como apresentar a prova, demonstrar fatos ou fazê-los crer, se ainda vamos construir algo que não é palpável ou mesmo pode ser exatamente descrito. "Olha, vamos mudar esse processo de checagem e de administração de medicamentos porque será seguro não somente para o paciente, mas para você também!" A pessoa ouve, olha, reflete, encara de novo e dispara: "Eu sempre fiz assim e nunca deu errado para o paciente e muito menos para mim". Diante da declaração, na função de educador, devemos refletir e procurar construir um discurso diferente: "Pois é, mas as estatísticas indicam que a realidade não é assim. A OMS aponta, em seus estudos, que um entre cada dez pacientes por dia, atendidos em instituições do mundo, sofrem algum tipo de problema relacionado com o uso de medicamentos". Por fim, o indivíduo retruca: "Pode ser, mas aqui no meu hospital, no meu setor, isso não acontece, não".

Então? Como convencê-lo da necessidade de mudar, se o profissional está convicto de que faz o que é certo? Essa é a situação mais frequente que enfrento, como educador e avaliador, nas minhas funções cotidianas. Essa condição se torna mais contundente quando é uma liderança de uma equipe ou mais ainda, uma liderança institucional, considerada uma referência ou um exemplo pelos seus liderados. O trabalho nessas situações exige maior capacidade de convencimento. Exige, como colocado nas definições acima, ter um amplo manancial de argumentos, fatos e de provas. Está aí o ganho no evoluir dos anos como educador, na agregação de muitas experiências reais nas distintas instituições onde atuei, para utilizá-las nessas situações. O que se apresenta, em muitos casos, é a necessidade de trabalhar características pessoais como a paciência, a persistência, a tolerância, a capacidade de ouvir, de querer aprender e de querer mudar. Nessas situações, a tarefa se torna muito mais difícil.

Uma referência, que posso destacar nessa oportunidade ao tratar desse tema, é a teoria do CHA - conhecimentos, habilidades e atitudes, para continuar na argumentação iniciada no parágrafo anterior. Os três componentes do CHA são descritos como aqueles que definem competências em um determinado indivíduo. Os conhecimentos e habilidades incluem-se naqueles ensinamentos que podem ser adquiridos e aprimorados em salas de aula, considerando-se que o conhecimento é o saber, o chamado domínio cognitivo e a habilidade é o saber fazer, ou o domínio psicomotor. Seria como desenvolver um treinamento específico sobre a segurança na administração de um medicamento de risco, onde o conhecimento sobre o risco inerente ao procedimento pode ser apresentado e comprovado e a forma de como se deve manuseá-lo pode ser demonstrada. Acontece, no entanto, que se o profissional não for devidamente convencido e não tiver a convicção de que uma determinada condição, como a falta de uma dupla checagem, é um risco de fato, a sua atitude não vai mudar. Na teoria do CHA, a atitude é o componente mais difícil, pois corresponde ao querer fazer, o chamado domínio afetivo.

A atitude envolve componentes comportamentais e éticos, entre outros. É o conjunto de características que não está, em muitos casos, prontamente reconhecido por lideranças ou por outros profissionais. A análise desses componentes é importante quando se pretende estabelecer processos de capacitação que buscam mudar atitudes, comportamentos. Antes da ação instrutiva propriamente dita, se faz necessário perceber a predisposição e a vontade de assimilação dos indivíduos. As formas de abordagem e de ensino devem ser complementares na capacidade de conjugar aspectos profissionais exigidos, com as características pessoais percebidas.

Educar implica em compartilhar e fixar conhecimentos, com o propósito de mudar atitudes e permitir que o indivíduo possa adquirir novos comportamentos!

A utilização de dinâmicas e abordagens lúdicas possibilita uma aproximação com uma realidade mais verdadeira de cada indivíduo. Deve ser considerado o perfil e os objetivos da ação de capacitação que será desenvolvida, permitindo ao instrutor ou educador, orientar sua ação de forma mais especifica em função de determinadas características percebidas junto aos participantes. As estratégias devem ser diferenciadas, por exemplo, quando nos deparamos com um indivíduo que é um formador de opinião ou é reconhecido como uma liderança informal por sua equipe e procura, com suas atitudes, conduzir os demais a resistir ou ignorar alguma proposta de mudança de conduta ou de prática em seu ambiente. O convencimento desse indivíduo deve ser feito no intuito de que ele mesmo assimile possíveis benefícios ou vantagens em seu trabalho ou em seu meio e a partir dessa assimilação, convença os demais a mudar suas práticas. É um caminho mais longo que precisa de paciência e de persistência do educador.

Essa é uma situação muito comum enfrentada na capacitação de profissionais médicos nas instituições. Uma estratégia para a adesão desses profissionais é não programar atividades em ambientes próprios de ensino, como salas de aula. Uma ação que tem sido identificada como mais apropriada é a abordagem individual ou de lideranças que tenham o reconhecimento natural de determinados grupos ou equipes. Um exemplo comum é o de cirurgiões. A dinâmica de relação dos cirurgiões com as instituições de saúde é dinâmica e não envolve vinculação direta destes com os demais grupos profissionais. A utilização de formas de comunicação e divulgação ajustadas com seus processos e horários, dentro de seu próprio ambiente de trabalho, é um meio mais eficaz de alcançar algum grau de adesão às propostas de atividades de capacitação ou de mudanças de condutas ou práticas.

O corpo médico deve ter uma atenção especial também porque representa o conjunto de profissionais que pode influenciar diretamente o paciente e seus familiares ou acompanhantes na avaliação do grau de qualidade e segurança dos serviços prestados. Uma ação de comunicação importante é trabalhar com mídias e canais de comunicação que os médicos utilizam no dia a dia ou na abordagem presencial em seus locais de atuação. O médico gosta de discutir dados ou informações práticas que têm relação direta com seu trabalho. Não convide médicos para falar de acreditação. Convide médicos para discutir sobre indicadores ou resultados de desempenho, demonstrando que a sua prática, sua atuação, pode influenciar nos seus resultados e nos resultados da instituição como um todo.

Defina temas que despertem interesse dos médicos, sob a lógica técnica ou científica e, implicitamente, inclua temas sobre propostas de melhorias agregadas, como dados e registros em prontuários. No caso de migração para prontuários eletrônicos, por exemplo, apresente, de forma estruturada, informações que possam demonstrar que a mudança permitirá a utilização de relatórios técnicos, em uma base atualizada e de fácil acesso, desde que eles registrem os dados necessários sobre o diagnóstico, o tratamento, a evolução e a alta do paciente. Use a estratégia de realizar sessões clínicas e inclua temas que possam se direcionar para discussões associadas aos requisitos dos padrões constantes do manual, como transplantes de órgãos e tecidos, pesquisa clínica, consentimentos informados, deterioração de condições clínicas de pacientes, protocolos gerenciados, avaliações iniciais de pacientes, entre outros.

> Talvez a melhor ferramenta de capacitação, a que pode ser de fato capaz de gerar convencimento e convicção, é aquela utilizada, no dia a dia, por uma liderança reconhecida: o exemplo!

Uma ação institucional que tem alcançado resultados muito positivos em instituições que estão progredindo em seus programas de melhoria relativos ao desempenho do corpo médico é a instalação de um nível operacional de gestão, criando a figura do Gerente Médico. É o responsável por articular e definir, junto aos médicos, as práticas e condutas diárias dos diferentes serviços. Essa gerência também auxilia na indicação e estabelecimento das lideranças clínicas, em conjunto com a Direção Médica e/ou de Corpo Clínico, ampliando e descentralizando a capacidade de organização e funcionamento dos serviços, criando a lógica de coordenação e de integração. As ações de capacitação são também definidas nesse nível de gestão. Os protocolos gerenciados ganham espaço e importância nesse modelo de educação médica, uma vez que possibilita reuniões e encontros multidisciplinares e intersetoriais para discussão e definição do conteúdo dos protocolos. Esse gerente será também o responsável por orientar e conduzir as definições relativas aos requisitos dos padrões do manual que estabelecem a avaliação contínua de desempenho de cada membro do corpo médico, a partir da definição e utilização de indicadores específicos, relacionados com três áreas que são o comportamento do profissional, seu desenvolvimento técnico e seus resultados clínicos.

O *Manual Hospitalar JCI* aborda esses aspectos em seu capítulo Governo, Liderança e Direção (GLD), destacando a importância da avaliação dos profissionais por suas lideranças, conforme abaixo.

"GLD. 11.1 O líder de um departamento ou serviço clínico é responsável por garantir que as atividades de mensuração forneçam a oportunidade para avaliação dos profissionais, assim como dos processos de cuidados. Por exemplo, o líder de departamento/serviço será envolvido na nomeação, definição de privilégios, monitoramento e avaliação contínuos e reapontamento de médicos dentro do departamento ou serviço. Para garantir que o líder de departamento/serviço tenha informações objetivas para apoiar essas atividades, a medida de qualidade inclui, ao longo do tempo, todos os serviços prestados pelo departamento ou serviço e inclui os privilégios clínicos de todos os médicos. A seção "Resultados Clínicos" do propósito de SQE.11 fornece informações adicionais sobre o processo de avaliação contínua de médicos. Em alguns casos, as medidas serão vinculadas às diretrizes de práticas clínicas implementadas no departamento ou serviço. Quando possível, as medidas serão obtidas da Joint Commission International para permitir o uso de medidas padronizadas no departamento ou serviço e permitir comparações com outros hospitais.

Similarmente, os dados são necessários para apoiar a avaliação de enfermeiros e outros profissionais de saúde no departamento. Embora esses profissionais tenham descrições de cargo em vez de privilégios clínicos, o líder do departamento/serviço ainda é responsável por avaliar seu trabalho. O padrão SQE.3 descreve o processo de avaliação desses profissionais e as atividades da medida descritas nele oferecerão suporte a um processo de avaliação objetivo. Em muitos casos, as diretrizes de práticas clínicas implementadas no departamento ou serviço terão fluxogramas e protocolos associados que oferecerão suporte à coleta de dados de medidas para o corpo de enfermagem e os outros profissionais de saúde". (p. 182).

O *Manual Hospitalar JCI* trata especificamente de requisitos voltados para a educação continuada de profissionais no seu capítulo de "Educação e Qualificação de Profissionais (SQE)", conforme apresentado abaixo.

"Padrão SQE.8
Cada membro da equipe recebe educação e treinamento contínuos em serviço para manter ou aprimorar suas habilidades e conhecimento.

O hospital coleta dados de diversas fontes para compreender as necessidades de educação de seus profissionais. Os resultados das atividades de medição de qualidade e segurança são uma fonte de informações para identificar necessidades de educação profissional da equipe. Além disso, dados de monitoramento do programa de gerenciamento da instalação, introdução de nova tecnologia médica, áreas de habilidade e conhecimento identificadas por meio da análise do desempenho profissional, procedimentos clínicos novos e planos futuros para prestar novos serviços representam fontes de dados. O hospital tem um processo para coletar e integrar dados das fontes para planejar o programa educativo da equipe. Além disso, o hospital determina quais profissionais, como o corpo profissional de saúde deve obter formação profissional continuada para manter suas credenciais e como a formação desses profissionais será monitorada e documentada.

Para manter um desempenho aceitável da equipe, ensinar habilidades novas e oferecer treinamento em novas tecnologias médicas e novos procedimentos, o hospital fornece ou providencia instalações, professores e tempo para formação profissional contínua em serviço e de outro tipo. Essa formação é relevante para cada membro da equipe bem como para o aprimoramento contínuo do hospital para atender as necessidades dos pacientes. Por exemplo, membros do corpo médico podem receber formação em prevenção e controle de infecção, aprimoramento em prática médica, cultura de segurança ou novas tecnologias médicas. As ações educacionais de cada membro da equipe são documentadas no seu registro de pessoal.

A liderança do hospital apoia o compromisso com a formação profissional contínua em serviço para a equipe, disponibilizando espaço, equipamentos e tempo para programas de formação e treinamento. A disponibilidade das informações científicas atualizadas oferece suporte à formação e ao treinamento. A formação e o treinamento podem ocorrer em local centralizado ou em diversos locais menores de aprendizagem e desenvolvimento de habilidades distribuídas pela instalação. A formação pode ser oferecida uma vez a todos ou repetida a cada turno para minimizar o impacto nas atividades de cuidados aos pacientes". (pp. 212-213).

A capacitação dos demais grupos profissionais, como enfermagem e outros profissionais de saúde, assim como dos grupos ou equipes de apoio técnico e administrativo, pela experiência vivenciada nas instituições, de forma geral, acontece pelos meios ou métodos mais formais estabelecidos nas diferentes instituições. Devo reiterar que os resultados mais positivos que tenho observado são aqueles que utilizam métodos de ensino-aprendizagem nos próprios locais de trabalho ou se utilizam de abordagens práticas, como laboratórios de simulação. O compartilhamento prévio do conteúdo a ser apresentado e a informação sobre as fontes ou referências técnicas e científicas, como as que agora são utilizadas nos capítulos do Manual JCI, facilitam o acesso à fonte, além de possibilitar a complementação de informações importantes de interesse do próprio capacitando.

Uma questão importante é a composição de equipes plurais, para tratar de temas cuja abordagem extrapola categorias específicas. Como citado no capítulo anterior, os manuais da JCI têm um acentuado inter-relacionamento entre os padrões e os capítulos, demandando uma ação transversal no atendimento aos requisitos descritos pelos padrões, o que pressupõe também a necessidade de levar aos profissionais o conceito da multi e da transdisciplinaridade. É o olhar sob uma nova perspectiva, deixando de considerar cada ambiente específico de cuidado ao paciente e passando a olhar a linha de continuidade, desde sua admissão até sua alta. Crie a oportunidade de fóruns ou grupos de discussão, definindo responsáveis por definir e compartilhar conteúdos de ensino, conforme a própria demanda do grupo, sem a imposição, por vezes inconveniente, de temas de pouco ou nenhum interesse dos participantes.

A proposta de atividades de capacitação orientada por simulação de autoavaliação, com base no método de rastreamento, é capaz de funcionar como laboratórios de simulação dentro de ambientes reais de cuidado ao paciente. Criar rotas e simular situações ou condições específicas permite observar o comportamento do capacitando dentro de um contexto o mais aproximado possível de sua realidade de atuação, assim como favorece a oportunidade de pronta intervenção do instrutor. Uma proposta é a criação de subgrupos por capítulos e temas que compõem o conteúdo do manual de padrões. Por exemplo, no capítulo de "Acesso ao Cuidado e Continuidade do Cuidado (ACC)", organizar grupos que simulem atividades de admissão e de controle de fluxo de pacientes, incluindo tempos de permanência em leitos de observação na emergência ou pronto-atendimento e a operação de liberação de leitos e agendamento de cirurgias ou procedimentos de emergência.

A capacitação das equipes deve contemplar o estabelecimento de bases conceituais consistentes, que perpassam todas as categorias, equipes ou grupos distintos, visando estabelecer uma compreensão uniforme de temas ou elementos comuns. Um exemplo é o conceito sobre qualidade e segurança em saúde, como abordado no capítulo inicial. Outros temas incluem definição e uso de ferramentas da qualidade, de indicadores de desempenho, de protocolos gerenciados, de formatação e descrição de documentos institucionais, de gerenciamento e notificação de eventos sentinela e eventos adversos e especialmente da aplicação das Metas Internacionais de Segurança do Paciente (IPSG). Esse entendimento uniforme amplia a oportunidade de criar multiplicadores ou facilitadores nos diferentes ambientes e turnos de trabalho, que podem abordar seus companheiros de trabalho em seus próprios ambientes de trabalho.

Uma questão de destaque na aplicação dos requisitos dos padrões do Manual da JCI é o que trata da necessidade de capacitação e treinamentos regulares sobre as técnicas de ressuscitação cardiorrespiratória. O padrão consta do capítulo de "Educação e Qualificação de Profissionais (SQE)" e está descrito a seguir.

"Padrão SQE.8.1
Os membros da equipe que prestam cuidados de paciente e outros profissionais identificados pelo hospital são treinados e podem demonstrar competência apropriada em técnicas de ressuscitação.

Cada hospital identifica os profissionais que serão treinados em técnicas de ressuscitação e o nível de treinamento (básico ou avançado) apropriado para suas funções no hospital. O nível apropriado de treinamento para os identificados é repetido com base em requisitos e/ou prazos identificados por um programa de treinamento reconhecido, ou a cada dois anos se um programa de treinamento reconhecido não for usado. Há evidências para mostrar se cada membro da equipe que participa do treinamento alcançou realmente o nível de competência desejado.

Elementos de mensuração do SQE.8.1

1. Os membros da equipe que prestam cuidados de paciente e outros profissionais identificados pelo hospital que serão treinados na manutenção das funções vitais cardíacas são identificados.

2. O nível apropriado de treinamento é fornecido com frequência suficiente para atender as necessidades da equipe.

3. Há evidências para mostrar se um membro da equipe foi aprovado no treinamento.

4. O nível desejado de treinamento para cada indivíduo é repetido com base em requisitos e/ou prazos identificados por um programa de treinamento reconhecido ou a cada dois anos, caso não seja usado um programa de treinamento reconhecido". (p. 213).

Deve ficar esclarecido que os requisitos do padrão acima não estabelecem exigências de capacitação em programas comercialmente licenciados ou registrados, mas, sim, com a garantia de conteúdos consistentes e com instrutores devidamente capacitados. O programa pode ser constituído a partir de competências e habilidades reconhecidas na própria instituição, mas deve, como explicitado nos elementos de mensuração acima, evidenciar que o grau de competência esperado foi alcançado, considerando-se os diferentes níveis de aplicação dos procedimentos de ressuscitação, incluindo básico, avançado e especializado, segundo o cargo, função e local de atuação de cada profissional a ser treinado. Por exemplo, médicos e enfermeiros de unidades intensivas cardiológicas ou de neonatal, necessitam do nível avançado e especializado. Profissionais que atuam em áreas clínicas de baixa complexidade, necessitam de treinamento no nível básico.

Uma prerrogativa comum para todos os tipos de atividades, feitas por cada instituição, é a necessidade de se estabelecer objetivos e níveis de alcance, assim como os resultados de cada conteúdo aplicado, incluindo a utilização de estratégias como a avaliação ou aplicação de testes de conhecimentos e habilidades pré e pós- atividade. Os registros devem considerar um grau mínimo de aprovação, assim como os procedimentos a serem adotados quando o profissional não alcança esse grau esperado. Todos os resultados e registros de presença nas ações ou atividades de capacitação devem ser incluídos na ficha funcional de cada profissional. A avaliação periódica, com frequência no mínimo anual, de todos os profissionais que não são das áreas clínicas, também deve estar registrada, conforme definidos nos requisitos do padrão apresentado abaixo, do capítulo "Educação e Qualificação de Profissionais (SQE)" do *Manual Hospitalar JCI*.

"Padrão SQE.4
O hospital usa um processo definido para garantir que o conhecimento e as habilidades de profissionais não clínicos estejam de acordo com as necessidades do hospital e os requisitos do cargo.

Elementos de mensuração do SQE.4

1. O hospital usa um processo definido para combinar o conhecimento e as habilidades dos profissionais não clínicos com os requisitos do cargo.

2. Novos profissionais não clínicos são avaliados quando começam suas responsabilidades de trabalho.

3. O departamento ou serviço para o qual o profissional é designado conduz a avaliação.

4. O hospital define a frequência da avaliação contínua de profissionais não clínicos.

5. Há, pelo menos, uma avaliação documentada de profissionais não clínicos anualmente ou mais frequentemente conforme definido pelo hospital". (pp. 210-211).

Dicas relevantes associadas à narrativa do conteúdo apresentado:

1. Considere no seu planejamento de educação e qualificação dos profissionais um levantamento das necessidades reais de capacitação, fazendo pesquisas ou enquetes com as lideranças e equipes nas unidades e serviços. Procure ouvir a demanda dos próprios profissionais.

2. Defina e estabeleça um programa anual de atividades de capacitação, que seja de caráter institucional, com conteúdos comuns às diferentes categorias profissionais. Temas de interesse multidisciplinar, mas que podem ser aplicados em formatos distintos, considerando o perfil de trabalho e de frequência dos profissionais na instituição. Conteúdos complementares e específicos também devem ser considerados e incorporados ao programa anual, conforme levantamento indicado no item 1 acima.

3. Dê preferência por realizar atividades de capacitação em serviço ou utilizando estratégias de simulação, buscando trabalhar o conteúdo teórico associado à oportunidade de execução prática. O condicionamento e a oportunidade de aprendizado poderão ser assim ampliados.

4. Defina com a direção o planejamento anual de recursos de capacitação e busque assegurar o comprometimento com esse plano, fazendo uma atividade de apresentação ou lançamento do programa com a presença do principal executivo da direção.

5. Comece a documentar e divulgar os fatos evolutivos da atuação e do desenvolvimento das ações e resultados de melhoria da qualidade e da segurança relacionados com o programa anual de capacitação, incentivando a adesão e participação de mais profissionais no processo.

Capítulo 7

Aspectos práticos
na melhoria dos processos de cuidado ao paciente

Refletindo...

Uma das primeiras questões práticas a serem abordadas quando se propõe a estabelecer ações de melhoria é a própria vontade de melhorar. Essa vontade deve partir, em primeiro lugar e como exemplo, dos responsáveis executivos pela instituição. Depois deve se expandir e alcançar o conjunto de profissionais como um todo. Não é algo fácil, mas quanto mais vontade for percebida, menos obstáculos serão encontrados nesse complexo caminho.

Questionando...

O que é mais difícil melhorar: os processos ou os indivíduos? Onde devo centrar meus esforços na busca de melhorias? Quais devem ser minhas prioridades? Você sabe de fato o que precisa ser melhorado?

Devo confessar o quanto alcançar melhorias é difícil. Mais difícil se torna quando não se identifica claramente o que se pretende alcançar ou quais serão os benefícios da melhoria proposta. Complica-se mais ainda quando não se planeja ou não se organiza um projeto de melhoria. Com certeza absoluta, toda melhoria implica em algum grau de mudança. Maior ou menor. Mais ou menos impactante. Quero considerar, como observado em minhas atividades, que a barreira maior está nas melhorias que impactam diretamente hábitos e práticas desenvolvidas a partir de concepções conservadoras e "mumificantes". A chamada zona de conforto.

Mas devo também compartilhar que, se estou ainda hoje mantendo minhas atividades profissionais nessa jornada constante de melhorar processos e serviços de instituições de saúde em geral, é porque sou testemunha ocular de que isso é possível. Costumo dizer que em meu trabalho não vi apenas mudanças, mas, sim, verdadeiras transformações, algumas de um grau imprevisível. São transformações que foram conduzidas sob condições muito distintas. Em algumas instituições foi a ferro e fogo, com consequências penosas de todas as formas. Em outras, com mais leveza e sem desgastes ou impactos mais danosos.

É a natureza de cada instituição. Assim como podemos ter ou não, como indivíduos, clara noção de nossas próprias características, forças e fraquezas, também são as instituições. Pela natureza de nosso trabalho e pelo tempo que acompanhamos cada instituição na busca pelo selo de acreditação, percebemos que as instituições são organismos vivos, com vida própria, que mudam de comportamento ou de atitudes, conforme o perfil e a atuação de seus gestores ou corpo de profissionais e ainda por força de seu contexto interno ou externo. As formas de gestão, as relações humanas e profissionais, a abundância ou carência de recursos, a maior ou menor capacidade de organização, ente outros fatores nos evidenciam claramente a diferença entre as instituições na competência em desenvolver melhorias.

A experiência me permitiu vivenciar e apreender algumas ações práticas utilizadas por instituições para implementar melhorias, que passo a compartilhar como exemplos de bom desempenho. A minha lógica será o curso definido pelos capítulos e padrões do *Manual Hospitalar da JCI*, sempre reiterando que o que vale para os hospitais, pode ser adaptado e aplicado em ambientes ou processos de instituições não hospitalares. Obviamente não será possível, nesta oportunidade, abranger todos os capítulos e padrões do manual, mas pretendo evoluir pelo que considerei algumas prioridades de melhoria, observadas ao longo dos 16 anos de atividades no CBA, em parceria com a JCI. Esta divisão de determinado grupo de capítulos e padrões também me permite continuar esse trabalho e pensar em próximas publicações.

7.1. Metas Internacionais de Segurança do Paciente

As Metas Internacionais de Segurança do Paciente podem ser consideradas a cereja do bolo no conjunto geral de padrões e requisitos dos manuais aplicados pela JCI. A lógica de inclusão das metas como capítulos iniciais dos manuais vem ao encontro do movimento mundial pela melhoria da segurança na execução dos cuidados prestados aos pacientes. Como citado no terceiro capítulo desta publicação, a The Joint Commission dos Estados Unidos e a JCI são parceiros da OMS na coordenação do Centro Colaborador para Segurança do Paciente (WHO Collaborating Centre for Patient Safety). A partir da análise de estudos internacionais e do próprio trabalho desenvolvido por meio das avaliações de acreditação realizadas em todo o mundo, a JCI decidiu incorporar na aplicação dos padrões um conjunto de seis metas que tratavam de questões consideradas de maior risco e gravidade para o paciente, na prestação de seus cuidados. O objetivo é chamar a atenção para essa realidade e mobilizar as instituições na adoção de medidas efetivas para reduzir ou evitar tais riscos.

As Metas Internacionais de Segurança do Paciente (IPSG) são:

1. Identificar corretamente o paciente;

2. Melhorar a eficácia da comunicação;

3. Melhorar a segurança de medicamentos de alta vigilância;

4. Garantir o local correto, o procedimento correto e a cirurgia no paciente correto;

5. Reduzir o risco de infecções associadas a cuidados médicos;

6. Reduzir o risco de danos aos pacientes resultantes de quedas.

A Meta 1 - Identificar corretamente o paciente é apresentada no *Manual Hospitalar da JCI* conforme abaixo.

"Padrão IPSG 1
O hospital desenvolve e implementa um processo para melhorar a precisão na identificação de pacientes.
O propósito desse padrão, ou seja, a explicação, a racionalidade de sua adoção e aplicação é descrito a seguir.
Erros de identificação de pacientes podem ocorrer em praticamente todos os aspectos do diagnóstico e tratamento. Pacientes podem estar sedados, desorientados, não totalmente alertas ou comatosos; podem ser trocados de leito, quarto ou setores dentro do hospital; podem ter deficiências sensoriais; podem não se lembrar da sua identidade; ou podem estar sujeitos a outras situações que podem levar a erros na identificação correta. O propósito dessa meta é duplo: primeiro, identificar com segurança o indivíduo como sendo a pessoa para quem o serviço ou tratamento é destinado; segundo, para corresponder o serviço ou tratamento àquele indivíduo.
O processo de identificação usado em todo o hospital exige pelo menos duas maneiras de identificação de um paciente, como o nome do paciente, o número de identificação, a data de nascimento, uma pulseira com código de barras ou outras maneiras. O número do quarto ou local do paciente não podem ser usados para identificação. Esses dois identificadores diferentes são utilizados em todos os locais no hospital, por exemplo, nos cuidados ambulatoriais ou em outro local para pacientes externos, no departamento de emergência, sala de cirurgia, departamento de diagnósticos e afins.
Dois identificadores diferentes são exigidos em qualquer circunstância envolvendo intervenções em pacientes. Por exemplo, pacientes são identificados antes de receber tratamentos (como administração de medicação, sangue ou hemocomponentes, de receber uma bandeja de dieta restritiva ou terapia de radiação); realizar procedimentos (como

inserção de uma linha intravenosa ou hemodiálise); e antes de qualquer procedimento de diagnóstico (como coleta de sangue e outras amostras para exames clínicos ou a realização de um procedimento hemodinâmico ou de radiologia diagnóstica). A identificação do paciente comatoso sem identificação também é incluída". (p. 22).

O que é importante destacar como ação prática para implementar essa meta?

1. Defina um grupo de trabalho que inclua, preferencialmente, os responsáveis por processos desenvolvidos nas portas de entrada ou serviços de atendimento externo ao paciente, como ambulatórios e serviços diagnósticos.

2. Faça um mapeamento de todos os processos onde o paciente, ao chegar à instituição, para ser atendido ou admitido, deve ser identificado.

3. A partir do mapeamento, sinalize todos os pontos específicos onde o paciente não pode prosseguir na sua internação ou no seu atendimento/cuidado sem que seja colocada uma forma de identificação.

4. Defina qual o tipo de identificação será adotado e quais os dados essenciais que devem constar na identificação. O tipo mais comumente utilizado é a pulseira. Deve-se ressaltar que o propósito da meta, conforme descrito acima, deixa claro que o número do quarto ou a localização do paciente não podem ser utilizados como identificadores e que devem ser utilizados dois dados discriminadores distintos, incluindo sempre o NOME COMPLETO do paciente. O segundo discriminador mais utilizado tem sido a DATA DE NASCIMENTO ou o número do registro ou do prontuário do paciente.

5. A análise dos pontos de identificação deve considerar o atendimento aos pacientes externos em todos os serviços da instituição. O tipo de identificação utilizada pode ser diferente para esse tipo de paciente, em relação ao utilizado para os pacientes internados. Para os pacientes internados o recurso mais comumente utilizado é a pulseira e para os pacientes externos podem ser utilizadas etiquetas ou crachás.

6. Estabeleça um processo de capacitação para toda a equipe da instituição, de forma especial e mais dedicada, para aqueles que efetivamente farão uso diário da identificação do paciente em suas atividades, como a equipe de enfermagem, técnicos de coleta do laboratório, técnicos do banco de sangue, técnicos que realizam exames diagnósticos ou procedimentos e copeiras que distribuem dietas, os quais devem garantir a correta identificação do paciente ANTES da prestação do cuidado ou da administração de medicamentos ou de procedimentos, da coleta de exames ou ainda do fornecimento de quaisquer produtos. Uma dica importante nessa ação do profissional na identificação correta do paciente é utilizar a forma pró-ativa de abordagem, ou seja, solicitar ao paciente que informe o seu nome completo e não pronunciar o seu nome e buscar dele uma confirmação, pois o mesmo pode estar confuso, nervoso ou mesmo sob efeito de medicamentos que comprometam a sua capacidade de atenção e de resposta.

7. Evite sobrepor ou definir tipos de identificação complementares, como placas em paredes e leitos ou outros locais. Caso considere importante ou essencial esse uso complementar, como o caso de incubadoras, use sempre os mesmos dados discriminadores definidos.

Defina e elabore um documento descrevendo como será aplicado o procedimento para atender aos requisitos da Meta 1, que deve incluir, pelo menos:

• Em que pontos de entrada e atendimento na instituição será feito o controle de identificação do paciente;

• Quais dados discriminadores, no mínimo dois, serão utilizados para garantir a identificação correta do paciente;

• Como o primeiro discriminador é o nome completo, como será feita a descrição no caso de nomes extensos. Que tipo de abreviatura pode ser admitida. Por exemplo, deve ser mantido por extenso sempre o primeiro nome e os dois últimos sobrenomes.

• Como será feita a diferenciação de possíveis homônimos ou de igualdade do segundo discriminador, por exemplo, datas de nascimento iguais. Defina qual será o terceiro discriminador a ser verificado, como por exemplo, o nome da mãe.

• Qual o tipo e o formato de identificação que será utilizada, considerando pacientes externos e internos. Lembre-se de que o paciente externo pode permanecer por curto período de tempo e, portanto, deve ser racionalizado o investimento do recurso a ser utilizado.

• Em que momento e por quem será colocada a identificação nos pacientes, ressaltando que quem coloca essa identificação deve esclarecer e orientar o paciente ou seu responsável/acompanhante sobre o propósito e importância do uso desse recurso;

• Como será colocada a identificação nos pacientes. Por exemplo, no caso das pulseiras, em que membro deve ser preferencialmente colocado. Considerar os pacientes amputados, deficientes, obesos e ainda os neonatos ou crianças muito pequenas e como será orientado o rodízio de membros para a colocação das pulseiras nesses casos.

• O que será feito no caso de o paciente ou seu responsável recusar utilizar a identificação;

• O que será feito e quem será o responsável no caso da necessidade de retirada ou de perda da identificação, nos diferentes serviços ou locais da instituição. Por exemplo, no centro cirúrgico ou no serviço de diagnósticos;

• A definição de que para todos os tipos de identificação utilizados na instituição devem ser sempre usados os dois discriminadores definidos, incluindo prontuários clínicos, pedidos ou laudos de exames, encaminhamentos para outros serviços ou unidades, fornecimento ou administração de medicamentos, dietas ou produtos nutricionais, sangue e hemocomponentes, entre outros;

• Como será planejado e estabelecido o processo de capacitação permanente dos profissionais acerca dos procedimentos e métodos estabelecidos para atender aos requisitos do padrão da Meta 1;

• A definição de que toda e qualquer informação ou comunicação dentro da instituição, relativa àquele paciente deve sempre utilizar os dados de identificação definidos; e

• Qual será a forma ou métodos e a frequência de verificação, que vai permitir a mensuração da efetividade do processo padrão de identificação correta de pacientes definido pela Meta 1.

A Meta 2 - Melhorar a eficácia da comunicação é apresentada no *Manual Hospitalar da JCI* conforme abaixo. Nessa edição do manual foram feitas novas inclusões de requisitos relacionados com a comunicação efetiva entre os profissionais em momentos considerados como críticos na cadeia de cuidados prestados aos pacientes e a meta foi agora desdobrada em três padrões.

"Padrão IPSG.2
O hospital desenvolve e implementa um processo para melhorar a eficácia da comunicação verbal e/ou por telefone entre prestadores de cuidados.

Padrão IPSG.2.1
O hospital desenvolve e implementa um processo para relatar resultados críticos de exames de diagnóstico.

Padrão IPSG.2.2
O hospital desenvolve e implementa um processo para comunicação de transição". (pp.22-23).

O propósito desses padrões, ou seja, a explicação, a racionalidade de sua adoção e aplicação é descrita a seguir.

Uma comunicação eficaz, que seja oportuna, exata, completa, inequívoca e compreendida pelo receptor, reduz erros e resulta em mais segurança para o paciente. A comunicação pode ser eletrônica, verbal ou por escrito. Circunstâncias de cuidados aos pacientes que podem ser criticamente influenciadas por uma comunicação deficiente incluem ordens verbais ou por telefone quanto a cuidados aos pacientes, comunicação verbal ou por telefone de resultados críticos de exames e comunicações de transição (*handoff*). Comunicações de transição também podem ser chamadas de comunicações de passagem. As comunicações mais sujeitas a erros são ordens de cuidados aos pacientes dadas verbalmente e aquelas dadas por telefone, quando permitido por leis e regulamentos locais. Diferentes sotaques, dialetos e pronúncias podem tornar difícil para o receptor compreender a ordem que está sendo dada. Por exemplo, nomes de drogas e números que soem parecidos, como eritromicina em vez de azitromicina ou três em vez de seis pode afetar a precisão da receita. Ruído de fundo, interrupções e nomes de medicamentos e terminologia desconhecidos frequentemente fazem parte do problema. Uma vez recebida, uma ordem verbal deve ser transcrita como uma ordem por escrito, o que adiciona complexidade e risco ao processo.

Práticas seguras para comunicações verbais ou por telefone incluem o seguinte:

• Limitar uma comunicação verbal de pedido de medicamentos controlados ou não a situações urgentes em que uma comunicação escrita ou eletrônica imediata não seja praticável. Por exemplo, receitas verbais podem ser proibidas quando o profissional que as prescreve estiver presente e o prontuário clínico do paciente estiver disponível. As receitas verbais podem ficar restritas a situações em que é difícil ou impossível escrever ou fazer uma transmissão eletrônica da receita, como durante um procedimento estéril.

• O desenvolvimento de diretrizes para solicitar e receber resultados de exames em uma emergência ou de imediato, a identificação e as definições de exames críticos e valores críticos, a quem e por quem os resultados de exames críticos são relatados e o monitoramento da conformidade.

• Anotar (ou inserir no computador) a receita completa ou o resultado do exame pelo receptor das informações; a leitura de confirmação pelo receptor da receita ou do resultado do exame; e a confirmação pelo remetente de que o que foi escrito e lido está correto. Alternativas permitidas para quando o processo de leitura para confirmação nem sempre é possível, podem ser identificadas, como na sala de cirurgia e em situações de emergência no departamento de emergência ou na unidade de cuidados intensivos.

As transições de cuidados de pacientes dentro de um hospital ocorrem:

• entre profissionais de saúde, tais como entre médicos e outros médicos ou profissionais de saúde, ou de um profissional para outro profissional durante uma troca de turno;

• entre níveis diferentes de cuidado no mesmo hospital como quando o paciente for transferido de uma unidade de cuidados intensivos para uma unidade de internação clínica ou de um departamento de emergência para a sala de cirurgia; e

• de unidades de pacientes internados para unidades de diagnóstico ou para outros departamentos para tratamento, como radiologia ou fisioterapia". (pp. 22-23).

O que é importante destacar como ação prática para implementar essa meta?

1. Defina um grupo de trabalho que inclua, preferencialmente, os responsáveis por unidades ou serviços onde trocas de informações críticas, conforme descrito no propósito do padrão acima, são comumente desenvolvidas, como unidades de internação intensivas, laboratórios e unidades de exames ou procedimentos diagnósticos e representantes do corpo médico e de enfermagem.

2. Defina quem serão os responsáveis pela emissão e recepção de informações telefônicas ou verbais e outras consideradas críticas em cada unidade ou serviço. Lembre-se que, quando a informação for passada de médico para médico, o processo padrão de comunicação que é estabelecido para profissionais não médicos torna-se desnecessário.

3. Defina um conteúdo mínimo de como a informação deve ser transmitida no contato entre o emissor e o receptor.

4. Defina como será feito o registro da informação recebida, os dados mínimos necessários, mantendo sempre um texto padrão. Lembre-se que a anotação deve sempre ser feita no prontuário do paciente.

5. Defina que ações imediatas serão tomadas, quando um resultado crítico for informado para um profissional em qualquer unidade ou serviço da instituição, em especial naqueles casos que impliquem em gravidade mais imediata na condição clínica do paciente.

6. Defina em que momentos e como será realizada a transição de comunicação (passagem de serviço ou de plantão) entre equipe ou profissionais nas diferentes unidades ou serviços da instituição.

7. Estabeleça um documento padrão e um conteúdo mínimo a ser informado nos momentos de transição de informação entre equipes ou profissionais. Lembre-se que toda anotação relativa à transição de informações deve ser registrada no prontuário do paciente, com o devido registro da identificação de quem passou e de quem recebeu as informações.

8. Lembre-se sempre de considerar a mesma lógica de transição de informações quando o paciente for realizar procedimentos ou tratamentos entre diferentes unidades ou serviços da instituição, como centro cirúrgico e centros diagnósticos.

Defina e elabore um documento descrevendo como será aplicado o procedimento para atender aos requisitos da Meta 2, que deve incluir, pelo menos:

• Em que unidades ou serviços será necessária a utilização de procedimentos de comunicação efetiva;

• Os profissionais que são os agentes diretos pela execução do procedimento de comunicação efetiva;

• Em que situações ou condições será permitida a troca de informação telefônica ou verbal entre profissionais. Por exemplo, que tipos de ordens telefônicas relativas a medicamentos serão aceitas na instituição, ressaltando que medicamentos de alta vigilância ou de risco, como antibióticos ou psicotrópicos, não devem ser aceitos;

• Que profissionais estarão autorizados a receber e registrar ordens telefônicas ou verbais> Lembre-se que, mesmo sendo aceitas as prescrições por telefone, deve ser estipulado um prazo máximo, não superior a 24 horas, para que o médico faça a validação da prescrição no prontuário do paciente;

• Como será o texto padrão e o conteúdo mínimo para registrar as informações recebidas. Lembre-se que todas as anotações devem ser registradas no prontuário do paciente;

• A grade de valores críticos que devem ser imediatamente comunicados, considerando as especificidades de exames laboratoriais e exames radiológicos e outros de imagem;

• Qual será a forma padrão de comunicação nos casos de comunicação efetiva, incluindo o texto a ser utilizado pelo emissor e pelo receptor. Um recurso que vem sendo utilizado e tem resultado como satisfatório são os ramais com dispositivo de gravação. No momento inicial da gravação o receptor deve informar que a comunicação será gravada. Lembre-se que a meta trata do procedimento de *read it back*, ou seja, anotar e ler de volta o que foi escrito. Somente nos casos de paradas cardiorrespiratórias será aceita a repetição entre o médico e os profissionais que o auxiliam. Mesmo nesses casos deve ser feita a validação imediata dos medicamentos utilizados;

• Quais serão os momentos ou situações e as unidades e serviços que utilizarão um procedimento padrão para transição de informações entre equipes ou profissionais;

• Qual o conteúdo mínimo e o formato das informações necessárias em uma transição de comunicação entre profissionais e equipe, estabelecendo que todas as informações devem ser registradas no PRONTUARIO do paciente, com a identificação devida de quem passa e de quem recebe as informações;

• Como será planejado e estabelecido o processo de capacitação permanente dos profissionais acerca dos procedimentos e métodos estabelecidos para atender aos requisitos dos padrões da Meta 2; e

• Qual será a forma ou métodos e a frequência de verificação, que vai permitir a mensuração da efetividade do processo padrão de comunicação efetiva para os três padrões definidos pela Meta 2.

A Meta 3 - Melhorar a segurança de medicamentos de alta vigilância é apresentada no *Manual Hospitalar da JCI* conforme abaixo. Nessa nova edição do manual tal padrão foi reorganizado e desdobrado em dois itens, que passam a abordar, em separado, o conjunto geral de medicamentos que podem ser identificados e selecionados como de alta vigilância (também aplica-se alto risco) e os eletrólitos concentrados. Um novo destaque também foi dado nos aspectos relacionados aos medicamentos cujos nomes, embalagem e etiqueta ou uso clínico sejam semelhantes e/ou soem parecidos (*sound alike/look alike*).

"Padrão IPSG 3
O hospital desenvolve e implementa um processo para melhorar a segurança de medicamentos de alta vigilância.

Padrão IPSG.3.1
O hospital desenvolve e implementa um processo para gerenciar o uso seguro de eletrólitos concentrados". (p. 24).

O propósito desses padrões, ou seja, a explicação, a racionalidade de sua adoção e aplicação é descrita a seguir.

Quando medicamentos fazem parte do plano de tratamento do paciente, a gestão apropriada é crítica para garantir a segurança do paciente. Todos os medicamentos, mesmo aqueles que podem ser comprados sem prescrição, se usados de maneira inadequada, podem causar lesões. Contudo, os medicamentos de alta vigilância causam danos mais frequentemente e os danos que eles produzem tendem a ser mais graves quando são administrados por engano. Isso pode aumentar o sofrimento do paciente e os custos potencialmente adicionais associados aos cuidados desses pacientes.

Os medicamentos de alta vigilância incluem:

• Medicamentos envolvidos em uma alta porcentagem de erros e/ou eventos sentinela, como insulina, heparina ou quimioterapêuticos; e

• Medicamentos cujos nomes, embalagem e etiqueta ou uso clínico sejam semelhantes e/ou soem parecidos, como Xanax e Zantac ou hidralazina e hidroxizina.

Há muitos nomes de medicamentos que soam ou se parecem com outros nomes de medicamentos. A confusão de nomes é uma causa comum de erros de medicação em todo o mundo. Contribuem para essa confusão:

• Conhecimento incompleto de nomes de drogas;

• Produtos recentemente disponibilizados;

• Embalagem ou etiquetagem semelhante;

• Uso clínico semelhante;

• Concentrações, formas de dosagem e frequência de administração semelhantes; e

• Prescrições ilegíveis ou mal-entendidas em receitas verbais.

"Um problema de segurança de medicamentos frequentemente mencionado é a administração incorreta ou involuntária de eletrólitos concentrados (por exemplo, cloreto de potássio [concentração igual ou superior a 2mEq/ml], fosfato de potássio [concentração igual ou superior a 3mmol/ml], cloreto de sódio [concentração superior a 0,9%] e sulfato de magnésio [concentração igual ou superior a 50%]). Os erros podem ocorrer quando profissionais da equipe ou terceirizados não estão orientados corretamente na unidade de cuidados aos pacientes, ou durante situações de emergência. O meio mais eficaz para reduzir ou eliminar essas ocorrências é desenvolver um processo para gerenciar medicamentos de alta vigilância que inclua a remoção de eletrólitos concentrados das unidades de cuidados aos pacientes para a farmácia". (pp. 24-25).

O que é importante destacar como ação prática para implementar essa meta?

1. Defina um grupo de trabalho que inclua, preferencialmente, os responsáveis pelos serviços de farmácia, representantes da Comissão de Farmácia e Terapêutica (CFT), dos Serviços de Anestesiologia, do corpo médico e de enfermagem e de serviços terceirizados ou prestadores que utilizem medicamentos considerados de alta vigilância na instituição.

2. Baseado no perfil de serviços e de pacientes da instituição e ainda nas referências apresentadas no propósito do padrão defina quais serão os medicamentos classificados como de alta vigilância na instituição. Procure ser criterioso nessa classificação, evitando definir uma lista com grande quantidade de medicamentos, o que pode tornar mais difícil o processo de controle e armazenamento desses produtos nas diferentes unidades e serviços da instituição.

3. Defina quais unidades ou serviços poderão, em caráter excepcional, conforme descrito no propósito da meta, por força do perfil assistencial, como serviços de emergência e centro cirúrgico, manter um estoque mínimo de medicamentos de alta vigilância e, em especial, de eletrólitos concentrados. As instituições acreditadas que têm avançado em seus processos seguros de uso de medicamentos classificados como de alta vigilância, mesmo nas unidades intensivas, têm utilizado o formato de pronta-entrega ou mantido unidades satélites de farmácia, evitando estoques locais nesses serviços.

4. Estabeleça procedimentos claros de identificação/sinalização e de segregação desse conjunto de medicamentos, considerando desde a fase de recebimento no almoxarifado até a administração final para o paciente. Utilize uma forma de identificação única para toda a instituição, incluindo os serviços terceirizados ou prestadores que utilizem esses produtos.

5. Defina embalagens de dispensação ou de transporte que também sinalizem a condição de alta vigilância do medicamento, garantindo assim que o mesmo seja devidamente manuseado em toda a sua cadeia de utilização.

6. Defina e monitore locais específicos para a guarda desses medicamentos, desde o seu armazenamento no almoxarifado e, especialmente, nas unidades de internação ou de atendimento a pacientes, incluindo os de serviços externos. Esses locais não necessitam ter chaves ou trancas, mas devem garantir a separação desses medicamentos de alta vigilância dos demais e devem estar devidamente sinalizados, incluindo a guarda em locais refrigerados.

7. Produza, divulgue e mantenha afixado em todas as unidades de internação ou de atendimento aos pacientes, materiais, como cartazes que identifiquem claramente, inclusive por imagem/foto, a lista de medicamentos de alta vigilância e as principais instruções para o seu manuseio seguro.

Uma consideração importante a fazer nessa oportunidade, relativo ao uso de medicamentos em geral na instituição, mas especialmente em relação aos de alta vigilância, é que, por experiência e verificação de resultados já obtidos por instituições que avançaram nesse requisito, as melhores práticas de segurança em relação ao uso seguro desses produtos incluem a dispensação horária mínima pelo serviço de farmácia para as unidades de internação. Essa dispensação horária, ideal de 4 a 2 horas, assim como o recolhimento também nesse intervalo, evita a estocagem e a manipulação desnecessária ou incidental de medicamentos, assim como a administração inadvertida.

Defina e elabore um documento descrevendo como será aplicado o procedimento para atender aos requisitos da Meta 3, que deve incluir, pelo menos:

• Que critérios serão utilizados para classificar os medicamentos como de alta vigilância;

• Que instância ou profissionais, como a CFT ou o gestor dos serviços farmacêuticos, estarão autorizados a incluir ou excluir medicamentos da lista de alta vigilância;

• Com que regularidade ou periodicidade será feita a revisão ou manutenção da lista de medicamentos de alta vigilância, sendo recomendado pelo menos uma revisão anual;

• Em que unidades ou serviços será permitida a manutenção de um estoque mínimo de medicamentos de alta vigilância, desde que clinicamente justificado e necessário;

• Qual será a quantidade autorizada para manutenção dos estoques mínimos nas unidades ou serviços autorizados a manter estoques;

• Como será feita a identificação e sinalização diferencial dos medicamentos de alta vigilância. Lembre-se que é necessário manter a sinalização desde o recebimento no almoxarifado até a dispensação e administração final na unidade de internação ou de atendimento do paciente, considerando-se desde a embalagem terciária até a embalagem primária do produto;

• Como será a embalagem utilizada para a segregação dos medicamentos de alta vigilância durante a sua dispensação e transporte até a unidade do paciente;

• Como será feita a guarda e separação dos medicamentos de alta vigilância nas unidades ou serviços, garantindo que os profissionais não misturem com os demais medicamentos já estocados nestes locais;

• Como será feita a divulgação e compartilhada a informação sobre o uso seguro dos medicamentos de alta vigilância para as unidades e serviços da instituição e terceirizados e prestadores de serviços;

• Como será planejado e estabelecido o processo de capacitação permanente dos profissionais acerca dos procedimentos e métodos estabelecidos para atender aos requisitos dos padrões da Meta 3; e

• Qual será a forma ou métodos e a frequência de verificação, que vai permitir a mensuração da efetividade do processo padrão para o uso seguro de medicamentos de alta vigilância para os dois padrões definidos pela Meta 3.

A Meta 4 - Garantir o local correto, o procedimento correto e a cirurgia no paciente correto- é apresentada no *Manual Hospitalar da JCI* conforme abaixo. Assim como aconteceu com a Meta 3, esse padrão foi desdobrado em dois itens, que passam a abordar, em separado, os procedimentos iniciais relacionados com a identificação dos elementos necessários para garantir a identificação do paciente, do procedimento e a marcação do local cirúrgico, quando aplicável e a seguir os procedimentos que devem ser seguidos dentro da sala de cirurgia, tendo como ação principal a realização do *time-out*.

"Padrão IPSG. 4
O hospital desenvolve e implementa um processo para garantir o local correto, o procedimento correto e a cirurgia no paciente correto.

Padrão IPSG.4.1
O hospital desenvolve e implementa um processo para o *time-out* que é executado na sala de cirurgia imediatamente antes do começo da cirurgia para garantir o local correto, o procedimento correto e a cirurgia no paciente correto". (p. 26).

O propósito desses padrões, ou seja, a explicação, a racionalidade de sua adoção e aplicação é descrita a seguir.
Local errado, procedimento errado, cirurgia no paciente errado são ocorrências alarmantemente comuns em hospitais. Esses erros são o resultado de comunicação ineficaz ou inadequada entre membros da equipe cirúrgica, falta de participação do paciente na marcação do local e falta de procedimentos para verificar o local da operação. Além disso, avaliação inadequada do paciente, análise inadequada do prontuário médico, uma cultura que

não apoia uma comunicação aberta entre membros de equipe cirúrgica, problemas relacionados com escrita ilegível e o uso de abreviaturas são fatores de contribuição frequentes.

Cirurgia e procedimentos invasivos incluem todos os procedimentos que investigam e/ou tratam doenças e distúrbios no corpo humano por meio de corte, remoção, alteração ou inserção de tubos de endoscopia diagnóstica/terapêutica. As instituições precisam identificar todas as áreas do hospital em que procedimentos cirúrgicos e invasivos ocorrem; por exemplo, a hemodinâmica, departamento de radiologia intervencionista, a endoscopia, etc. A abordagem do hospital para garantir o local correto, o procedimento correto e a cirurgia no paciente correto aplicam-se a todas as áreas do hospital nas quais procedimentos cirúrgicos e invasivos ocorram.

Práticas baseadas em evidências são descritas no Universal Protocol for Preventing Wrong Site, Wrong Procedure, Wrong Person Surgery™ (Protocolo universal para evitar o local errado, o procedimento errado, a cirurgia na pessoa errada) da Joint Commission (EUA). Os processos essenciais encontrados no protocolo universal são:

"• Marcação do local da cirurgia;

• Um processo de verificação pré-operatório; e

• Um *time-out* que seja realizado imediatamente antes do início de um procedimento". (p. 26).

O que é importante destacar como ação prática para implementar essa meta?

1. Defina um grupo de trabalho que inclua, preferencialmente, os responsáveis pelos serviços Cirúrgicos, de Anestesiologia e de Diagnósticos/Tratamento, como Hemodinâmica, Endoscopia, Tomografia, incluindo terceirizados ou prestadores de serviços e representantes do corpo médico e de enfermagem.

2. Defina que protocolo será adotado para atender aos requisitos dos padrões, considerando a recomendação indicada em seu propósito, conforme descrito acima.

3. Defina quem serão os responsáveis e os agentes pelos procedimentos de verificação prévia dos dados e elementos dos protocolos de verificação, conforme citado no item 2 acima.

4. Defina o tipo de marcação do local da cirurgia que será utilizado, que deve ser único para todas as equipes e serviços da instituição, com uma exceção permitida para cirurgias de neonatos ou crianças muito pequenas, que deve considerar a aplicação de lateralidade (direito ou esquerdo) e de múltiplas estruturas, como coluna, dedos e dentes.

5. Defina como e em que momento pode ser feita a marcação, o que deve acontecer antes de o paciente entrar na sala de cirurgia, que deve ser registrada no prontuário do paciente. A marcação somente pode ser feita por um médico que vai estar participando diretamente do procedimento em sala de cirurgia ou local de exame, preferencialmente, o cirurgião. Profissionais anestesistas e de enfermagem ou residentes médicos que não estejam participando da cirurgia ou do procedimento não podem fazer a marcação.

6. Defina como serão feitos e por quem, os procedimentos de verificação e controle dos dados definidos no protocolo cirúrgico, quando da entrada do paciente no centro cirúrgico ou outro local de realização de diagnósticos ou tratamentos.

7. Defina como será conduzido, por qual profissional e qual o conteúdo mínimo de execução do *time-out* na sala de cirurgia. O *time-out* somente deve ser realizado quando da presença de todos os integrantes da equipe cirúrgica ou de diagnóstico ou tratamentos e, em especial, do principal executor do procedimento. Caso sejam realizadas múltiplas ou distintas cirurgias, como em transplantes de diferentes órgãos, ou que condicionem a mudança de cirurgiões, deve ser realizado um *time-out* para cada cirurgia realizada ou mudança do médico que vai realizar o procedimento diagnóstico ou de tratamento.

8. Defina como será feito o registro do *time-out*, que deve constar do prontuário do paciente.

9. Defina qual será a meta proposta para considerar resultados satisfatórios no atendimento aos requisitos dos padrões da Meta 4 pelas equipes médicas dos distintos serviços, buscando compartilhar e valorizar resultados positivos alcançados no decorrer de determinado período, estimulando a prática do *benchmarking* entre as equipes e profissionais, incluindo modelos ou meios de bonificação.

Defina e elabore um documento descrevendo como será aplicado o procedimento para atender aos requisitos da Meta 4, que deve incluir, pelo menos:

• Que unidades ou serviços terão obrigatoriamente a aplicação dos requisitos da Meta 4, além do centro cirúrgico;

• Que profissionais, em cada unidade ou serviço, serão os responsáveis pela correta realização dos procedimentos previstos nos padrões da Meta 4;

• Que protocolo será adotado para implementação da Meta 4 na instituição. Lembre--se das referências indicadas no propósito da Meta 4, conforme descrito acima, e quais itens deverão obrigatoriamente constar dos procedimentos de verificação antes da realização de procedimentos cirúrgicos, de diagnósticos ou tratamentos;

• Que critérios serão utilizados para definir a necessidade de marcação de local da cirurgia ou diagnóstico ou tratamento nos pacientes;

• Que tipo de marcação de local cirúrgico ou diagnóstico ou tratamento nos pacientes será utilizada em todas as unidades ou serviços da instituição, considerando possíveis exceções, como no caso de neonatos ou crianças muito pequenas;

• Quem serão os profissionais autorizados a fazer a marcação do local da cirurgia ou diagnóstico ou tratamento;

• Qual será o conteúdo e o formato do registro do procedimento de marcação do local da cirurgia ou diagnóstico ou tratamento, que deve ser feito no prontuário do paciente;

• Que ações serão tomadas quando o paciente se recusar a fazer a marcação do local da cirurgia ou diagnóstico ou tratamento;

• Qual será o conteúdo e como será conduzido o *time-out* em salas de cirurgia, diagnósticos ou tratamentos;

• Que profissionais estão autorizados a conduzir o *time-out* e como será feito o devido registro de sua realização, que deve constar do prontuário do paciente. Lembre-se que o *time-out* somente pode ser realizado imediatamente antes do início da cirurgia, na presença de toda a equipe, especialmente do cirurgião ou do médico que vai executar o procedimento de diagnóstico ou tratamento;

• Como será planejado e estabelecido o processo de capacitação permanente dos profissionais acerca dos procedimentos e métodos estabelecidos para atender aos requisitos dos padrões da Meta 4; e

• Qual será a forma ou métodos e a frequência de verificação que vai permitir a mensuração da efetividade do processo padrão para assegurar a realização de cirurgia segura, conforme preconizado nos dois padrões definidos pela Meta 4.

Uma consideração a fazer, relativa à aplicação de boas práticas, é o uso de formas visuais de condução do *time- out* em salas de cirurgias ou de procedimentos diagnósticos ou tratamentos. O objetivo é garantir uma atuação mais efetiva dos que estão participando do procedimento, permitindo que todos possam diretamente verificar os dados e informações disponíveis e assim ter um grau de intervenção possível em relação a qualquer dúvida ou incorreção verificada. Quadros de sinalização com a organização dos principais dados, conforme previsto pelo protocolo adotado pela instituição, são afixados em um local de fácil visualização no ambiente onde será realizado o procedimento, com uma diferenciação de cores, que assinalam quais são os dados imprescindíveis para a atenção pela equipe, conforme exemplo apresentado na Figura 14.

Figura 14: exemplo de quadro para registros de dados de *time-out* realizados em salas de procedimentos cirúrgicos, de diagnósticos ou tratamentos.

SINALIZAÇÃO DE *TIME-OUT*

Identificação do Paciente:	Procedimento a ser realizado:
Nome Completo:	
Data Nascimento:	Lateralidade: ( ) SIM ( ) NÃO
	Lado: ( ) DIREITO ( ) ESQUERDO
Consentimento Informado Completo ( ) SIM ( ) NÃO	Estruturas (indicar):
Nome do Cirurgião:	Risco:
	Alergia: ( ) SIM ( ) NÃO
Nome do Anestesista:	Outros (indicar):

Fonte: *o autor*

A Meta 5 – Reduzir o risco de infecções associadas aos cuidados médicos é apresentada no *Manual Hospitalar da JCI* conforme abaixo. Os requisitos da meta foram reescritos e deixam mais claro a importância da realização da técnica correta e o fato de que esteja devidamente alicerçada em bases científicas atuais e internacionalmente reconhecida e validada.

"Padrão IPSG 5
O hospital adota e implementa diretrizes de higiene das mãos baseadas em evidências para reduzir o risco de infecções associadas a cuidados médicos.
O propósito desses padrões, ou seja, a explicação, a racionalidade de sua adoção e aplicação é descrita a seguir.
O principal meio de eliminar essas e outras infecções é a higiene apropriada das mãos. Diretrizes de higiene das mãos internacionalmente aceitáveis são disponibilizadas pela Organização Mundial da Saúde (OMS), pelos Centros para Controle e Prevenção de Doenças dos Estados Unidos (CDC dos EUA) e por várias organizações nacionais e internacionais.
O hospital adota e implementa diretrizes de higiene das mãos baseadas em evidências atualmente publicadas. As diretrizes de higiene das mãos são afixadas em áreas apropriadas e a equipe é instruída em procedimentos apropriados de lavagem e desinfecção das mãos. Sabão, desinfetantes e toalhas ou outros meios de secagem estão localizados em áreas em que procedimentos de lavagem de mãos e desinfecção das mãos são necessários". (p. 28).

O que é importante destacar como ação prática para implementar essa meta?

1. Defina um grupo de trabalho que inclua, preferencialmente, os responsáveis ou membros da Comissão de Controle de Infecções, representantes das lideranças dos principais serviços clínicos da instituição, em especial unidades intensivas ou especializadas, emergência ou pronto-atendimento e centro cirúrgico.

2. Defina o conceito e os critérios associados para implementar a técnica correta de higiene das mãos.

3. Defina quais setores serão foco/alvo prioritário de implementação da Meta 5.

4. Defina meios de informação e divulgação permanente dos procedimentos relacionados com a implementação dos requisitos da Meta 5.

5. Defina e indique profissionais elos, que em suas próprias unidades e serviços, em seus locais de trabalho, poderão atuar como sentinelas de implementação da Meta 5.

Defina e elabore um documento descrevendo como será aplicado o procedimento para atender aos requisitos da Meta 5, o qual deve incluir, pelo menos:

• Que conceitos e referenciais técnicos e científicos, atuais e reconhecidos, serão utilizados para construção dos elementos constantes da Meta 5;

• Que profissionais serão os agentes da implementação dos requisitos dos padrões da Meta 5;

• Que unidades ou serviços terão, obrigatoriamente, a necessidade permanente de aplicação dos requisitos da Meta 5, considerando as unidades clinicamente críticas como centro cirúrgico, unidades intensivas ou especializadas e emergência ou pronto-atendimento;

• Que profissionais, em cada unidade ou serviço, serão os elos colaboradores, vigilantes pela correta realização dos procedimentos previstos nos padrões da Meta 5;

• Que recursos serão necessários e deverão estar continuamente disponíveis para garantir a correta implementação dos requisitos dos padrões da Meta 5;

• Que formas ou meios de informação, comunicação ou divulgação serão utilizados para garantir a correta implementação dos requisitos dos padrões da Meta 5 pelos profissionais nas diferentes unidades ou serviços da instituição;

• Como será planejado e estabelecido o processo de capacitação permanente dos profissionais acerca dos procedimentos e métodos estabelecidos para atender aos requisitos do padrão da Meta 5; e

• Qual será a forma ou métodos e a frequência de verificação, que vai permitir a mensuração da efetividade do processo padrão para a assegurar a realização da correta lavagem ou higienização das mãos pelos profissionais, conforme preconizado nos dois padrões definidos pela Meta 5.

A Meta 6 – Reduzir o risco de danos aos pacientes resultantes de quedas é apresentada no Manual Hospitalar da JCI conforme abaixo É importante ressaltar que o texto da meta não trata de evitar queda, mas, sim, as consequências ou danos resultantes, pois a queda é uma condição possível e, conforme estudos demonstram, de significativa frequência nas instituições de saúde. Minimizar os danos é a principal estratégia estabelecida pelos requisitos descritos no manual.

"Padrão IPSG. 6
O hospital desenvolve e implementa um processo para reduzir o risco de danos aos pacientes resultante de quedas.
O propósito desses padrões, ou seja, a explicação, a racionalidade de sua adoção e aplicação é descrita a seguir.
Muitas lesões em hospitais em pacientes internados e pacientes externos resultam de quedas. O risco de quedas está relacionado ao paciente, à situação e/ou ao lugar. Os riscos associados a pacientes podem incluir um histórico de quedas do paciente, uso de medicamentos, consumo de álcool, distúrbios de marcha ou equilíbrio, diminuição da capacidade visual, estado mental alterado e situações semelhantes. Pacientes que foram inicialmente avaliados como tendo baixo risco de quedas podem, de repente, tornar-se de alto risco. As razões incluem, mas sem limitação, cirurgia e/ou anestesia, mudanças repentinas nas condições do paciente e ajuste nos medicamentos. Muitos pacientes exigem reavaliação durante a hospitalização. Critérios documentados identificam os tipos de pacientes que são considerados de alto risco para quedas.
No contexto das populações que atende, dos serviços prestados e de suas instalações, o hospital deve avaliar quedas de pacientes e atuar para reduzir o risco de quedas e o risco de lesões caso ocorra alguma. Um programa de redução de quedas pode incluir avaliação de risco e avaliação periódica de uma população específica de pacientes e/ou o ambiente no qual os cuidados e serviços são prestados (como aqueles conduzidos durante vistorias periódicas de segurança). O hospital tem a

responsabilidade de identificar os locais (como o departamento de fisioterapia), situações (como pacientes que chegam de ambulância, transferência de pacientes de cadeiras de roda ou macas, ou o uso de dispositivos de elevação de pacientes) e tipos de pacientes (como pacientes com distúrbios de marcha ou equilíbrio, diminuição da capacidade visual, estado mental alterado e situações semelhantes) que podem estar em risco de quedas". (p. 28).

O que é importante destacar como ação prática para implementar essa meta?

1. Defina um grupo de trabalho que inclua, preferencialmente, representantes das lideranças dos serviços onde são realizadas avaliações de pacientes, como internação, emergência ou pronto-atendimento e ambulatórios. Incluir também profissionais de unidades ou serviços onde são realizados procedimentos com sedação e anestesia, uma vez que o paciente pode mudar seu *status* de risco após a realização de tais procedimentos.

2. Defina e estabeleça, utilizando referenciais técnicos e científicos, critérios e instrumentos para estabelecer o conceito de queda e para proceder a avaliação do grau de risco de paciente no momento inicial de sua admissão ou de seu atendimento (unidades ambulatoriais ou serviços externos), assim como o modo e a periodicidade da frequência das reavaliações, que deve ser maior ou menor em função do grau de risco inicialmente identificado. Esse conceito, os critérios e os instrumentos devem ser padronizados e uniformes para todas as unidades e serviços da instituição, incluindo áreas não assistenciais, como descrito no item 4 abaixo.

3. Defina diretrizes e protocolos para uso comum das unidades e serviços onde pacientes com risco de queda são admitidos ou atendidos, estabelecendo processos de capacitação continuada dos profissionais sobre a melhor e mais adequada forma de utilização dessas ferramentas. Esses protocolos devem incluir o processo de notificação sobre a ocorrência de quedas e seus possíveis danos.

4. Defina e implemente métodos visuais e registros padronizados para identificar e sinalizar aos profissionais em geral, a condição de risco que o paciente tem e o devido atendimento ao que está preconizado como procedimentos nas diretrizes e protocolos citados no item 3 acima. Lembre-se que essa capacitação e informação não deve se restringir aos profissionais que prestam cuidado direto ao paciente, mas também àqueles que atuam em ambientes onde o paciente circula, como entradas principais/recepções, áreas de estacionamento, restaurantes, elevadores e corredores de circulação. Uma dica importante: utilize sinalizações visuais que sejam pronta e adequadamente identificadas por todos os que circulam em torno do paciente, incluindo acompanhantes e visitantes, funcionários de manutenção de ambiente ou de equipamentos, entre outros. A sinalização deve ser colocada de forma a funcionar como uma "barreira" e deve ser vista antes de qualquer tipo de manipulação feita no ambiente ou no próprio paciente.

5. Defina uma equipe de avaliação e monitoramento para pacientes com risco de queda, em especial os que são classificados como de risco moderado ou elevado.

Defina e elabore um documento descrevendo como será aplicado o procedimento para atender aos requisitos da Meta 6, o qual deve incluir, pelo menos:

• Que conceitos e referenciais técnicos e científicos serão utilizados para construção do conceito de queda e do instrumento utilizado para avaliar o risco de queda dos pacientes;

• Que profissionais serão os principais agentes da implementação dos requisitos dos padrões da Meta 6, nas diferentes unidades e serviços da instituição;

• Que instrumentos serão utilizados na avaliação e na reavaliação do risco de queda dos pacientes;

• Qual será o método de sinalização utilizado para a identificação de pacientes com risco de queda. Uma dica de boa prática é utilizar sinalizações distintas para indicar graus diferenciados de risco de queda, como cores, onde, por exemplo, o risco mais elevado seria indicado por uma cor de padrão mais forte, chamando a atenção de quem vai cuidar ou auxiliar o paciente. Outra dica: evite utilizar formas ou graus de classificação diferentes entre unidades de internação e serviços de atendimento, como ambulatórios ou emergência ou pronto- atendimento, pois isso gera maior dificuldade na capacitação, assim como pode confundir os profissionais;

• Que ações serão tomadas para proceder a notificação sobre a ocorrência de quedas e seus possíveis danos;

• Que ações serão tomadas quando for identificado que um paciente sofreu queda;

• Na ocorrência de danos mais graves ou mesmo danos que levam a classificação de evento sentinela, que profissionais serão responsáveis por comunicar aos familiares ou responsáveis;

• Como será feita a notificação e o atendimento quando da ocorrência de quedas com não pacientes;

• Como será planejado e estabelecido o processo de capacitação permanente dos profissionais acerca dos procedimentos e métodos estabelecidos para atender aos requisitos do padrão da Meta 6; e

• Qual será a forma ou métodos e a frequência de verificação, que vai permitir a mensuração da efetividade do processo padrão para a assegurar a redução do risco de danos aos pacientes resultantes de quedas, conforme preconizado nos dois padrões definidos pela Meta 6.

7.2. Avaliação de Pacientes (AOP)

Este capítulo aborda o conjunto de processos relacionados com a admissão ou o atendimento realizados na instituição, onde deve ser realizada a avaliação inicial do paciente. Esse é um momento para o qual deve ser dada especial atenção, uma vez que a avaliação inicial deve servir de base para a definição do tratamento ou do atendimento a ser prestado ao paciente. Caso alguma informação não seja devida e corretamente coletada nessa etapa, as decisões a serem tomadas e as ações a serem realizadas pelos profissionais podem ter consequências danosas ou até fatais para o paciente. Exemplos que podem ser citados seriam a não identificação de uma condição de alergia apresentada pelo paciente ou uma doença preexistente que pode ser agravada se algum medicamento ou tratamento for realizado sem o cuidado devido. Os padrões do *Manual Hospitalar da JCI* destacam e descrevem a importância da coleta estruturada e criteriosa de dados e informações que possam compor a melhor e mais abrangente avaliação do paciente, incluindo exame físico e condições clínicas, além de fatores sociais, educacionais, psicológicos e econômicos.Os padrões identificam a necessidade de se estabelecer um processo de avaliação criado a partir de uma discussão e definição multiprofissional. Os fatores citados acima, incluindo dados sociais, educacionais, psicológicos e econômicos, podem influenciar direta ou indiretamente o estado ou condição geral do paciente, comprometendo aspectos de um tratamento proposto para sua recuperação. Dessa forma, se faz necessário garantir a participação, além de médicos e enfermeiros, de profissionais da nutrição, fisioterapia, assistência social, psicologia e outros, conforme o perfil de serviços e de pacientes de cada instituição. Um indivíduo pode não ter condições econômicas de manter seu tratamento pós-alta, como a compra de medicamentos de alto custo, condição na qual, uma assistente social pode atuar de forma efetiva para minimizar ou solucionar a questão, informando ou fazendo contato direto com instituições ou órgãos públicos que possam suprir a necessidade do paciente.

São questões ou condições que seriam, por vezes, difíceis de serem identificadas, se a avaliação é conduzida de forma segregada ou fragmentada por profissionais isolados. Uma condição também identificada nos padrões é a necessidade de se estabelecer prazos para que as avaliações sejam realizadas e registradas no prontuário do paciente, permitindo que a equipe que vai prestar o cuidado tenha acesso o mais breve possível às informações sobre o paciente. Outro aspecto é a indicação de realizar avaliações individualizadas ou especializadas, para o paciente incluído nos grupos que os padrões identificam como populações especiais ou de pacientes vulneráveis. São pacientes em situações incomuns que podem agravar suas condições clínicas ou podem indicar a necessidade de cuidados diferenciados ou especializados, como pessoas com dependências químicas, com deficiências físicas ou cognitivas, com distúrbios mentais, crianças ou idosos muito frágeis ou ainda gestantes ou mulheres em trabalho de parto.

Os padrões do capítulo AOP, que tratam da avaliação inicial do paciente, são apresentados a seguir.

"Padrão AOP.1
Todos os pacientes que recebem cuidados no hospital têm suas necessidades de saúde identificadas por um processo de avaliação definido pelo hospital.

Propósito do AOP.1
Um processo eficaz de avaliação do paciente conduz a decisões sobre as necessidades do paciente quanto a tratamentos imediatos e continuados para emergências, eletivos ou cuidados planejados, mesmo quando a condição do paciente muda. A avaliação do paciente é um processo contínuo e dinâmico que ocorre em muitos ambientes de pacientes internados e externos, departamentos e clínicas. A avaliação do paciente consiste em três processos principais:

1) coleta de informações e dados sobre o estado físico, psicológico e social do paciente e seu histórico de saúde.

2) análise de dados e informações, incluindo os resultados de exames de diagnóstico de laboratório e por imagem, para identificar as necessidades de saúde do paciente.

3) desenvolvimento de um plano de cuidados para atender as necessidades identificadas.

Para avaliar consistentemente as necessidades do paciente, o hospital define, nas políticas, o conteúdo mínimo das avaliações que serão realizadas por médicos, enfermeiros e outras disciplinas clínicas. As avaliações são realizadas por cada disciplina dentro de seu escopo de prática, licença, leis e regulamentos aplicáveis ou certificação. Somente profissionais qualificados conduzem as avaliações. Todos os formulários usados para avaliações refletem essa política. O hospital define as atividades de avaliação em ambientes de pacientes internados e externos em que os cuidados são prestados.

Padrão AOP.1.1
A avaliação inicial de cada paciente inclui uma avaliação de fatores físicos, psicológicos, sociais e econômicos, incluindo um exame físico e um histórico de saúde.

Propósito do AOP.1.1
A avaliação inicial de um paciente, externo ou internado, é essencial para identificar suas necessidades e iniciar o processo de cuidados. A avaliação inicial fornece informações para:

• Compreender os cuidados que o paciente está buscando;

• Selecionar o melhor ambiente de cuidados para o paciente;

• Formar um diagnóstico inicial; e

• Compreender a resposta do paciente a qualquer cuidado prévio.

Para fornecer essas informações, a avaliação inicial inclui uma avaliação do estado médico do paciente por meio de um exame físico e um histórico de saúde. A avaliação psicológica determina o estado emocional do paciente (por exemplo, se ele está deprimido, com medo ou agressivo e pode se machucar ou machucar os outros). A coleta de informações sociais sobre um paciente não tem como intuito "classifica-lo, mas, sim, enfatizar que os contextos social, cultural, familiar e econômico de um paciente são fatores importantes que podem influenciar sua resposta à doença e ao tratamento.

Padrão AOP.1.2
As necessidades médicas e de enfermagem do paciente são identificadas a partir das avaliações iniciais, que são concluídas e documentadas no prontuário clínico nas primeiras 24 horas após a internação ou antes, conforme indicado pela condição do paciente.

Propósito do AOP.1.2

O resultado principal das avaliações iniciais do paciente é uma compreensão de suas necessidades médicas e de enfermagem para que se possa dar início aos cuidados e ao tratamento. Para realizar isso, o hospital determina o conteúdo mínimo das avaliações médica e de enfermagem iniciais e de outras avaliações (consulte também AOP.1), o prazo para conclusão das avaliações e os requisitos de documentação para avaliações (consulte também AOP.1.3). Embora as avaliações médicas e de enfermagem sejam primordiais para o início dos cuidados, pode haver avaliações adicionais por outros profissionais de saúde, incluindo avaliações especiais (consulte também AOP.1.4 e AOP.1.5) e avaliações individualizadas.

As avaliações médicas e de enfermagem iniciais são concluídas em até 24 horas após a internação no hospital e disponibilizadas para uso por todas as pessoas que cuidam do paciente. Se indicado pela condição do paciente, a avaliação médica e/ou de enfermagem inicial é conduzida e disponibilizada antes. Portanto, os pacientes de emergência são avaliados imediatamente e a política pode definir que alguns outros grupos de pacientes sejam avaliados antes de 24 horas". (pp. 64-66).

O que é importante destacar como ação prática para implementar esses padrões?

1. Defina um grupo de trabalho que inclua, preferencialmente, representantes das diferentes categorias profissionais que realizam avaliação de pacientes, serviços de internação em geral, assim como nos serviços de atendimento externo, como ambulatórios e serviços diagnósticos.

2. Defina e estabeleça o conceito sobre AVALIAÇÃO INICIAL DO PACIENTE, considerando os diferentes tipos de pacientes admitidos ou atendidos na instituição, mantendo-se a lógica de que a avaliação deve contemplar a natureza multiprofissional dos diferentes profissionais que necessitam de dados sobre o paciente. Deve ficar claro que as avaliações diárias e as reavaliações devem ser conduzidas rotineiramente pelos membros da equipe assistencial, sempre tendo como referência os dados e informações disponíveis na avaliação inicial que deve permanecer sempre como folha inicial do processo de cuidado prestado ao paciente.

3. Defina e estabeleça o escopo de cada avaliação a ser conduzida quando o paciente for admitido ou atendido na instituição, considerando os diferentes perfis de pacientes e tipos de unidades e serviços existentes na instituição. Esse escopo deve contemplar o conteúdo mínimo de dados e informações que deve ser coletado na avaliação inicial de cada paciente, observando-se o caráter multidisciplinar do processo avaliativo.

Abaixo, segue um exemplo de um formulário estruturado para avaliação inicial de paciente:

4. Defina e estabeleça critérios, com base em referenciais técnicos e científicos, para identificar e selecionar pacientes incluídos na categoria de população especial ou vulnerável e que necessitam de avaliações iniciais especializadas ou individualizadas.

5. Defina os profissionais que serão qualificados para realizar as avaliações iniciais ou especializadas de pacientes.

6. Defina o formato e os instrumentos que serão utilizados para realizar e registrar as avaliações iniciais ou especializadas de pacientes, as quais devem constar do prontuário do paciente.

Defina e elabore um documento descrevendo como será aplicado o procedimento para atender aos requisitos dos padrões acima, que deve incluir, pelo menos:

• Que conceitos e referenciais técnicos e científicos serão utilizados para construir o conceito sobre avaliação inicial do paciente;

• Que unidades e serviços da instituição realizam avaliação inicial do paciente e quais serão os conteúdos mínimos adotados, considerando-se o perfil de pacientes atendidos e as categorias profissionais que realizam avaliações;

• Que conteúdos e formatos irão compor os formulários de avaliação inicial, considerando os conteúdos definidos para cada unidade ou serviços, contemplando, pelo menos, aspectos físicos, clínicos, sociais, econômicos e psicológicos;

• Que profissionais serão qualificado e autorizados para realizar avaliações iniciais;

• Como serão mantidas as avaliações iniciais nos prontuários dos pacientes;

• Os prazos definidos para iniciar e para completar as avaliações iniciais, considerando o perfil de pacientes e suas necessidades e o prazo máximo de 24 horas para o preenchimento das avaliações médicas e de enfermagem;

• Os prazos definidos para conduzir as avaliações diárias e reavaliações segundo condições clínicas, complexidade ou gravidade de cada tipo de paciente ou perfil da unidade ou serviço;

• Que critérios serão utilizados para identificar pacientes classificados como de populações especiais ou vulneráveis;

• O conteúdo das avaliações especializadas para de populações especiais ou vulneráveis;

• Que profissionais serão qualificados e autorizados para realizar as avaliações de populações especiais ou vulneráveis;

• Como será planejado e estabelecido o processo de capacitação permanente dos profissionais acerca dos procedimentos e métodos estabelecidos para atender aos requisitos dos padrões acima; e

• Qual será a forma ou métodos e a frequência de verificação, que vai permitir a mensuração da efetividade do processo para garantir o melhor processo de avaliação inicial dos pacientes, conforme definido nos padrões acima.

AVALIAÇÃO INICIAL

( ) Interno ( ) Externo

ETIQUETA

RISCOS

ALERGIAS:	( ) Queda ( ) UPP ( ) Flebite	**Vide Rotina específica**
	( ) Outros:	

I – ENTREVISTA - DADOS INICIAIS DA INTERNAÇÃO/TRATAMENTO

O que o paciente sabe sobre o motivo da internação/atendimento? (anotar como o paciente informou).

INTERNAÇÕES/ CIRURGIAS ANTERIORES RADIOTERAPIA/ QUIMIOTERAPIA	LOCALIZAÇÃO/TIPO	DATA DO PROCEDIMENTO	INSTITUIÇÃO	OBSERVAÇÕES/ INTERCORRÊNCIAS ANESTÉSICAS

ANTECEDENTES PESSOAIS/ HÁBITOS

1. Jejum	( ) Não	( ) Desconhece	( ) Sim	Desde que horas?
2. Diabetes	( ) Não	( ) Desconhece	( ) Sim	Desde quando? Tipo:
3. Hipertensão arterial?	( ) Não	( ) Desconhece	( ) Sim	
4. Cardiopatias	( ) Não	( ) Desconhece	( ) Sim	Quais?
5. TVP / TEP	( ) Não	( ) Desconhece	( ) Sim	Há quanto tempo?
6. Doenças infectocontagiosas	( ) Não	( ) Desconhece	( ) Sim	Quais?
7. Outras doenças	( ) Não	( ) Desconhece	( ) Sim	Quais?

8. Tabagismo	( ) Não	( ) Sim	Quantos cigarros/dia?	( )Ex-fumante – Quanto tempo?
9. Etilismo	( ) Não	( ) Sim	Quantidade/dia	( )Ex-Etilista – Quanto tempo?
10. Atividade física	( ) Não	( ) Sim	Frequência:	
11. Sono e repouso	( ) Tranquilo ( ) Agitado ( ) Insônia ( ) Apneia do sono ( ) Outras alterações:			

ASPECTOS NUTRICIONAIS

Peso verificado: ___ kg	Altura: ___ m	- Perda de peso nos últimos 3 meses? ( ) Não ( ) Sim – Kg:_____ - Redução na ingestão alimentar na última semana? ( ) Não ( ) Sim **- História de:** ( ) Linfoma/Leucemias ( ) Transplante medula/órgãos ( ) IRC ( ) Hepatopatia Crônica ( ) Neoplasia de cabeça/pescoço ( )Neoplasia do trato gastrointestinal em tratamento clínico/cirúrgico ( ) Item 6 dos antecedentes pessoais positivo	**2 Itens positivos: acionar o nutricionista (atenção nutricional)**
Peso habitual: ___ kg	IMC: ___ (IMC=Peso/Altura²)		

( ) Dieta Oral - Aceitação / Restrições:_____

( ) Suplementação ( ) SNE ( ) Gastrostomia ( ) Jejunostomia Data de implantação: __/__/__

RECONCILIAÇÃO MEDICAMENTOSA

Assinale com **X** o medicamento trazido de casa

*	Nome / Via / Dose	Horário	*	Nome/ Via / Dose	Horário
				Acionar farmacêutico p/ validação de medicamento não padronizado	

ASPECTO SOCIAL, ECONÔMICO e ESPIRITUAL

( ) Mora sozinho ( ) Mora c/ familiares/outros ( )Assistência Domiciliar ( )

Outros:_____

Cuidador: ( ) Não ( ) Sim ( ) Formal ( ) Não formal –

Quem:_____

Situação econômica: ( ) Independente ( ) Dependente – De

quem?_____

Profissão: _____ Crença: _____

Sempre que necessário, acionar a assistente social para avaliação e orientação

Barreiras de comunicação: compreende a língua portuguesa? ( ) Sim ( ) Não –

Obs.:_____

Grau de instrução: _____ ( ) Déficit visual/auditivo ( ) Déficit neurológico ( ) Outras:_____

Adequar forma de comunicação

DECLARO A CONFIRMAÇÃO DOS DADOS ACIMA

Nome:	
	Identificação/Responsável
Assinatura:	
	RG: Data: ___/___/___ Hora: ___:___

II – EXAME FÍSICO/ SINAIS VITAIS

| PA: | mmHg | P: | bpm | FR: | mr/min | O₂: | l/min | |
| PA de base: | mmHg | ( ) Filiforme ( ) Cheio
( ) Rítmico ( ) Arrítmico | | SatO₂: | % | Dispositivo: | | Temp.: °C |

DOR: ( ) Não ( ) Sim - Score: Local: Tipo:

Escala de DOR utilizada:

Vide protocolo médico assistencial de gerenciamento da DOR

NÍVEL DE CONSCIÊNCIA/ ASPECTO EMOCIONAL

Neurológico:( ) Alerta ( ) Orientado ( ) Desorientado ( ) Não verbaliza ( ) Torporoso ( ) Sonolento ( ) Agitado

Escala de Coma de Glasgow: __________ ( ) Não se aplica   Outras alterações:

Emocional: ( )Calmo ( )Tenso ( )Agitado ( )Apático ( ) Eufórico ( )Choroso ( ) Desesperançoso ( )Outras alterações:__________

CABEÇA E PESCOÇO

Alopecia	( ) Não	( ) Sim
Acuidade visual	( ) Normal	( ) Alterada – Especificar:
Nariz	( ) Sem alteração	( ) Alterado – Especificar:
Boca	( ) Sem alteração	( ) Alterada – Especificar:
Prótese dentária	( ) Não	( ) Sim – Qual?

Acuidade auditiva: ( ) Normal ( ) Alterada ( ) Ouvido D ( ) Ouvido E   Aparelho Auditivo: ( ) Não ( ) Sim

Outras alterações:

TÓRAX

Murmúrio Vesicular: ( )Presente ( )Ausente ( )Diminuído – Local: RA: ( ) Roncos ( ) Estertores ( ) Sibilos – Local:

Tosse: ( ) Não ( ) Sim ( ) Seca ( ) Produtiva – Aspecto da secreção:

Traqueostomia: ( ) Não ( ) Sim ( ) Metálica ( ) Plástica - Data da implantação: ___/___/___

Cateteres/Drenos: ( ) Não ( ) Sim – Local: Data da implantação: ___/___/___

Outras alterações:

ABDÔMEN

( ) Plano ( ) Globoso ( ) Flácido ( ) Pendular ( ) Escavado   RHA ( ) Ausente ( ) Presente ( ) Aumentado ( ) Diminuído

Cateteres/Drenos: ( ) Não ( ) Sim – Local: Data da Implantação: ___/___/___

Outras alterações:

GENITO-URINÁRIO /INTESTINAL

Urinária: ( )Sem Alterações ( ) Incontinência ( ) Disúria ( ) Poliúria ( ) Hematúria ( ) Anúria ( ) Nictúria ( )Polaciúria
( )SVD/Cistostomia/ Urostomia - Data da Implantação: __/__/__ Outras alterações:

Intestinal: ( )Sem Alterações ( )Incontinência ( )Diarreia ( )Constipação ( )Melena ( ) Enterorragia
( )Ileostomia/Colostomia - Data da Implantação: __/__/__ Data da última evacuação:__/__/___ Outras alterações:

Menstruação: ( )Sem Alterações ( )Menopausa ( )Não se aplica ( )Alterações – Especificar:

MEMBROS SUPERIORES E INFERIORES/ LOCOMOÇÃO

( ) Acamado ( ) Deambula – Usa apoio ( ) Não ( ) Sim – Especificar:

Movimento: ( ) Normal ( ) Atáxica ( ) Astenia ( ) Claudicante ( ) Imobilização – Especificar:

( ) Paresia:______________________ ( ) Parestesia:______________________ ( ) Plegia:______________________

( ) Amputação – Local:______________________ ( ) Prótese/Órtese - Local:______________________

Perfusão periférica: ( ) Presente ( )Ausente ( ) Aumentada ( ) Diminuída – Especificar:

( ) Edema - Especificar :

Outras alterações:

CONDIÇÕES DA PELE

Integridade cutâneo- mucosa: ( ) Íntegra ( ) Lesão – Especificar:

Coloração: ( )Corado ( ) Descorado ( ) Ictérico ( ) Cianótico ( ) Outros:

INFORMAÇÕES ADICIONAIS

Recebeu o *Manual dos Direitos e Responsabilidades*? ( ) Não ( ) Sim

Trouxe exames? ( ) Não ( ) Sim - Quais:

Outras informações:

NECESSIDADE DE EDUCAÇÃO MULTIPROFISSIONAL – Especificar

Pessoa envolvida no processo educação: ( )Paciente ( )Acompanhante ou familiar

( ) Pré-cirúrgica:

( ) Pós-cirúrgica:

( ) Autocuidado / Hábito da vida diária:

( ) Pós-alta:

( ) Hábitos alimentares/Dietoterapia

( ) Tratamentos especializados:

( ) Outras:

Assinatura/Carimbo: Data: ___/___/___   Hora: ___:___

Fonte: Hospital Alemão Oswaldo Cruz – São Paulo

Nos aspectos que tratam dos pacientes considerados como populações especiais ou vulneráveis, os padrões são apresentados a seguir, identificando também os tipos ou perfil desses grupos.

"Padrão AOP.1.6
O hospital conduz avaliações iniciais individualizadas para populações especiais que o hospital cuida.

Propósito do AOP.1.6
A avaliação inicial de determinados tipos de pacientes ou determinadas populações de pacientes exige que o processo de avaliação seja modificado. Essa modificação é baseada nas características ou necessidades exclusivas de cada população de pacientes. Cada hospital identifica os grupos e populações de pacientes especiais e modifica o processo de avaliação para atender suas necessidades especiais. Em particular, quando o hospital atende a um ou mais pacientes ou populações com necessidades especiais listadas abaixo, ele conduz avaliações individualizadas de:

- Crianças;

- Adolescentes;

- Idosos frágeis;

- Pacientes terminais;

- Pacientes com dor intensa ou crônica;

- Mulheres em trabalho de parto;

- Mulheres que estejam abortando;

- Pacientes com distúrbios psiquiátricos ou emocionais;

- Pacientes com suspeita de dependência de drogas e/ou álcool;

- Vítimas de abuso e negligência;

- Pacientes com doenças infecciosas ou doenças transmissíveis;

- Pacientes que estejam fazendo quimioterapia ou radioterapia;

- Pacientes cujos sistemas imunológicos estejam comprometidos.

A avaliação de pacientes com suspeita de dependência de drogas e/ou álcool e a avaliação de vítimas de abuso e negligência são realizadas de acordo com a cultura da população de pacientes. Essas avaliações não têm como intuito serem processos de busca pró-ativa de casos, mas, sim, que a avaliação desses pacientes responda às suas necessidades e condição de uma maneira culturalmente aceitável e confidencial. O processo de avaliação é modificado para estar de acordo com as leis e regulamentos locais e os padrões profissionais relativos a essas populações e situações e para envolver a família quando apropriado ou necessário". (p. 69).

7.3. Cuidados aos Pacientes (COP)

Outro capítulo de especial destaque no *Manual Hospitalar da JCI* é o que trata dos "Cuidados aos Pacientes". Quanto mais complexo o perfil de cuidados prestados, mais desafiante se torna a tarefa de garantir a qualidade e segurança dos processos de cuidados. As avaliações externas realizadas pelas equipes do CBA, em especial na fase de implantação dos projetos de educação, têm demonstrado um elevado percentual de não conformidades dos padrões desse capítulo, mesmo sendo o ponto central de atividades de qualquer instituição de saúde. As não conformidades identificadas pelas equipes de avaliação têm causas distintas, mas, primariamente, são originadas da inexistência ou insuficiência da definição, padronização e organização de processos, meios ou métodos de trabalho.

Podem ser verificadas situações frequentes e comuns de fragmentação, variabilidade e inconsistências na execução das práticas e condutas assistenciais, onde, mesmo em unidades ou serviços críticos, a possibilidade da ocorrência de erros ou eventos adversos é preocupante. Há uma percepção clara, quando realizamos as avaliações externas, que os profissionais não têm ciência dos riscos ou fragilidades de suas ações ou dos recursos, o que na maioria dos casos não é motivado por sua displicência ou má fé, mas, sim, pelas práticas e condutas habituais que, muitas vezes, a própria instituição estabelece em seus serviços. A falta de referenciais e de parâmetros também condicionam essas não conformidades, uma vez que os profissionais desconhecem como seria o "certo" ou o "bem feito". Essa condição também os leva a adotar a postura do "Estou fazendo o máximo possível", quando, na verdade, está se praticando o mínimo.

Os padrões do capítulo estão organizados nas chamadas Áreas de Desempenho, ou seja, processos comuns organizados por tipos de atividades ou tipos de serviços, conforme enumerado de um a nove abaixo. Houve uma inclusão de novas áreas e uma reorganização de processos na publicação da última edição do manual, buscando atualizar conteúdos e tornar o conjunto de padrões mais abrangente e coerente com as inovações já introduzidas, assim como com as novas potencialidades das instituições hospitalares em todo o mundo, o que também já pode ser observado no Brasil, com o crescimento dos serviços de transplantes de órgãos e tecidos e transplantes com doadores vivos.

Áreas de Desempenho do capítulo "Cuidados aos Pacientes":

1. Prestação de cuidados a todos os pacientes;

2. Cuidado a pacientes de alto risco e disponibilização de serviços de alto risco;

3. Reconhecimento de mudanças na condição do paciente;

4. Serviços de ressuscitação;

5. Alimentação e terapia nutricional;

6. Gerenciamento da dor;

7. Cuidados aos pacientes em final de vida;

8. Hospitais que prestam serviços de transplante de órgãos e tecidos;

9. Programas de transplante que usam doadores vivos de órgãos.

Vou abordar a primeira Área de Desempenho do capítulo, na qual tenho observado maior grau de necessidade e de relativa dificuldade na implementação de melhorias pelas instituições.

Prestação de cuidados a todos os pacientes

Uma das principais dificuldades observadas na implementação de melhorias desse capítulo está relacionada ao conjunto de requisitos que tratam da uniformidade dos cuidados prestados aos pacientes em todas as unidades e serviços da instituição e em todos os turnos, dias da semana, incluindo feriados e finais de semana. A interpretação que se deve ser feita é a uniformidade qualitativa e não quantitativa dos cuidados. Seria, então, afirmar, por exemplo, que a instituição precisa ter o mesmo nível de competências e de habilidades definidas para os profissionais que atuam em todos os turnos e dias da semana considerados úteis, assim como nos horários noturnos, feriados e plantões de finais de semana. Outro exemplo, é que a instituição precisa também oferecer o mesmo nível de qualidade e disponibilidade de serviços diagnósticos e de tratamento para os pacientes, dada suas necessidades ou condições clínicas, mesmo quando admitidos ou atendidos em horários noturnos, feriados ou finais de semana. Uma ocorrência clássica observada nas avaliações externas realizadas nas instituições é aquela onde o paciente, com condições clínicas de menor complexidade, é admitido em uma sexta-feira à tarde ou em uma véspera de feriado e somente é avaliado por um médico na segunda-feira ou no próximo dia útil, pois a rotina não preconiza avaliação médica nos feriados e finais de semana, exceto em situações de emergência.

Outro padrão estabelece a necessidade de elaborar planos de cuidados individualizados e compatíveis com o perfil e necessidades de cada paciente. Esse plano de cuidados deve ter a coordenação de um médico e ser construído com a participação de todos os profissionais de saúde que participam do conjunto de processos relacionados com o cuidado prestado ao paciente. Uma inovação foi a utilização das metas mensuráveis para monitorar a efetividade e a evolução do plano de cuidados. Os profissionais devem ser objetivos na formulação da proposta terapêutica, definindo parâmetros consistentes a serem medidos no alcance das ações de cuidado. As metas mensuráveis serão revisadas ou alteradas conforme a evolução observada no paciente e deverão ter a evidência de que toda a equipe e, em especial, o médico, estão acompanhando o plano, segundo registros feitos no prontuário do paciente. Os propósitos dos padrões descritos a seguir, apresentam exemplos de como definir o conteúdo do plano, incluindo as metas mensuráveis.

Os padrões dessa Área de Desempenho são apresentados a seguir.

"Padrão COP.1
Cuidados uniformes a todos os pacientes são prestados e seguem as leis e regulamentos aplicáveis.

Propósito de COP.1
Pacientes com os mesmos problemas de saúde e necessidades de cuidados têm o direito de receber a mesma qualidade de cuidados em todo o hospital. Seguir o princípio de "um nível de qualidade de cuidados exige que os líderes de departamento/serviço planejem e coordenem os cuidados aos pacientes ". Em especial, os serviços prestados a populações de pacientes semelhantes em diversos departamentos ou ambientes são orientados por políticas e procedimentos que resultam em uma prestação uniforme. Além disso, os líderes de departamento/serviço

asseguram que o mesmo nível de cuidados esteja disponível todos os dias da semana e em todos os turnos de trabalho, todos os dias. Essas políticas e procedimentos respeitam as leis e regulamentos aplicáveis que moldam o processo de cuidados e são mais bem desenvolvidos de forma colaborativa. Os cuidados uniformes de pacientes se refletem no seguinte:

a) o acesso aos cuidados e tratamento adequados não dependem da capacidade de pagamento do paciente ou da fonte de pagamento.

b) o acesso a cuidados e tratamento apropriados, prestados por profissionais de saúde qualificados, não depende do dia da semana nem da hora do dia.

c) a avaliação precisa da condição do paciente determinar os recursos alocados para atender às suas necessidades.

d) o nível dos cuidados prestados aos pacientes (por exemplo, cuidados anestésicos) é o mesmo em todo o hospital.

e) pacientes com as mesmas necessidades de cuidados de enfermagem recebem níveis comparáveis desses cuidados em todo o hospital.

f) cuidados uniformes aos pacientes resultam no uso eficiente dos recursos e permitem a avaliação dos resultados de cuidados similares em todo o hospital.

Padrão COP.2
Existe um processo para integrar e coordenar os cuidados prestados a cada paciente.

Propósito de COP.2
O processo de cuidados aos pacientes é dinâmico e envolve muitos profissionais de saúde, podendo envolver também vários ambientes de cuidados, departamentos e serviços. A integração e a coordenação de atividades de cuidados aos pacientes são metas que resultam em processos de cuidados eficientes, uso mais eficaz de recursos humanos e outros recursos e a probabilidade de resultados melhores para os pacientes. Portanto, os líderes de departamento/serviço usam ferramentas e técnicas para integrar e coordenar melhor os cuidados para seus pacientes (por exemplo, cuidados multidisciplinares, visitas a pacientes e discussões de caso multidepartamentais, formas de planejamento de cuidados combinados, prontuário integrado do paciente, gerentes de caso).

"Padrão COP.2.1
Um plano de cuidados individualizado é elaborado e documentado para cada paciente.

Propósito de COP.2.1
O plano de cuidados descreve os cuidados e o tratamento a serem prestados a um paciente individual. O plano de cuidados identifica um conjunto de ações que a equipe de cuidados implementa, que permita resolver ou apoiar o diagnóstico identificado através da avaliação. A meta geral de um plano de cuidados é alcançar resultados clínicos ideais.
O processo de planejamento é colaborativo e utiliza os dados da avaliação inicial e de reavaliações periódicas realizadas por médicos, enfermeiros e outros profissionais de saúde para identificar e priorizar os tratamentos, procedimentos, cuidados de enfermagem e outros cuidados

para atender às necessidades do paciente. O paciente e sua família estão envolvidos no processo de planejamento com a equipe de cuidados. O plano de cuidados é elaborado em até 24 horas após a internação. Com base na reavaliação do paciente executada pelos profissionais da equipe de cuidados, o plano de cuidados é atualizado conforme apropriado para refletir a evolução da condição do paciente. O plano de cuidados é documentado no prontuário.

O plano de cuidados para um paciente deve estar relacionado às suas necessidades identificadas. Essas necessidades podem mudar em virtude da melhora clínica ou de novas informações de uma reavaliação de rotina (por exemplo, resultados anormais de exames laboratoriais ou de radiografia) ou podem ficar evidentes devido a uma mudança repentina na condição do paciente (por exemplo, perda de consciência). O plano de cuidados é revisado com base nessas mudanças e é documentado no prontuário como notas adicionadas no plano inicial ou pode resultar em um novo plano.

Um método para elaborar planos de cuidados é através da identificação e estabelecimento de metas mensuráveis. As metas mensuráveis podem ser selecionadas pelo médico responsável em colaboração com o enfermeiro e outros profissionais de saúde. As metas mensuráveis são objetivos observáveis e alcançáveis relacionados aos cuidados e resultados clínicos esperados do paciente. Elas devem ser realistas, específicas para o paciente e com prazos para proporcionar um meio de mensurar o progresso e os resultados relativos ao plano de cuidados. Exemplos de metas mensuráveis e realistas incluem as seguintes:

• o paciente retoma e mantém um débito cardíaco adequado conforme indicado pela frequência cardíaca, ritmo e pressão sanguínea dentro dos limites normais.

• o paciente demonstra ser capaz de realizar uma autoadministração apropriada de injeções de insulina antes de receber alta do hospital.

• o paciente é capaz de andar de sua cama até a sala de visitas com um andador padrão, colocando o peso conforme tolerado sobre a perna afetada". (pp. 89-90).

O que é importante destacar como ação prática para implementar esses padrões?

1. Defina um grupo de trabalho que inclua, preferencialmente, representantes das lideranças dos serviços de internação em geral, assim como das categorias profissionais que atuam nas equipes que prestam cuidado ao paciente, com maior número de médicos e de enfermeiros.

2. Defina e estabeleça o conceito sobre uniformidade do cuidado, considerando os diferentes perfis de pacientes e tipos de unidades e serviços existentes na instituição.

3. Identifique e reúna referenciais técnicos, legais e regulamentares para definir e estabelecer os critérios que vão apoiar a construção do grau de uniformidade exigido para a prestação de cuidados aos pacientes na instituição. Exemplos são as regulamentações ou recomendações expedidas por sociedades ou associações médicas, de especialistas ou profissionais, como as que definem a composição de equipes e as respectivas competências técnicas para Unidades de Tratamento Intensivo e Serviços de Emergências.

4. Defina e estabeleça perfis profissionais e de serviços que correspondam aos tipos e necessidades de pacientes em cada unidade e serviço, considerando a composição

mínima necessária para garantir o melhor nível de atenção clínica, em resposta às necessidades dos pacientes, em qualquer dia ou horário da semana.

5. Defina e estabeleça novos perfis de gestores assistenciais, por linhas de processo ou de cuidados, os quais devem assumir tarefas que extrapolem ambientes ou unidades específicas, passando a gerenciar a cadeia assistencial como um todo, buscando trabalhar a integração e a coordenação entre os serviços.

6. Defina e estabeleça protocolos interdisciplinares e intersetoriais de cuidados, facilitando a adequação e integração da assistência ao paciente, independentemente de sua localização.

7. Defina e estabeleça critérios para identificar e selecionar pacientes que apresentem condições de maior complexidade assistencial, com o propósito de manter um monitoramento mais próximo e efetivo de seu plano de cuidados e de sua evolução.

8. Defina e estabeleça um modelo de plano de cuidados que apresente três elementos principais na proposta assistencial do paciente: 1. Problemas/necessidades identificadas; 2. Condutas a serem adotadas e 3. Metas a serem atendidas na evolução do quadro clínico. Como descrito no proposito do padrão COP.2.1 acima, as metas devem ser mensuráveis, ou seja, podem ser objetivamente monitoradas e alteradas caso as condutas adotadas não estejam surtindo o efeito esperado. No propósito também estão exemplos de metas mensuráveis. A perspectiva é que toda a equipe assistencial possa monitorar e contribuir com a revisão, adequação ou alteração das metas propostas para o paciente. Abaixo segue exemplo de uma estrutura para formatar o plano de cuidados com metas mensuráveis.

Paciente:

Unidade:

Diagnóstico:

Problemas/Necessidades
1.
2.
3.

Condutas:
1.
2.
3.

Metas	Data	Profissional	Meta alcançada?	Meta alterada/ Revisada	Nova data
1.			( ) SIM ( ) NÃO		
2.			( ) SIM ( ) NÃO		
3.			( ) SIM ( ) NÃO		

Responsável:
Nome: CRM:

9. Defina e estabeleça a responsabilidade pela coordenação e pelo monitoramento do plano de cuidados. Deve ser ressaltado que o propósito do padrão COP.2.1 descrito acima destaca a necessidade de coordenação dos cuidados pelo médico, devendo, no entanto, todos os profissionais da equipe acompanhar e registrar os resultados do plano definido para o paciente.

Defina e elabore um documento descrevendo como será aplicado o procedimento para atender aos requisitos dos padrões acima, que deve incluir, pelo menos:

• Que conceitos e referenciais técnicos e científicos serão utilizados para construir o conceito de uniformidade assistencial na instituição, reiterando o enfoque de natureza qualitativa dos cuidados prestados nas diferentes unidades e serviços;

• Que critérios e referencias técnicas serão adotadas para constituir o conceito de linhas de cuidado por processos ou graus de complexidade de pacientes;

• Que profissionais serão os principais agentes da implementação dos requisitos dos padrões de COP. 1, nas diferentes unidades e serviços da instituição;

• Que ações gerenciais serão adotadas para constituir o modelo de gestão integrada e coordenada entre as diferentes unidades e serviços da instituição;

• Que critérios serão utilizados para identificar e selecionar pacientes que necessitam de acompanhamento e gerenciamento em função de seu grau de complexidade e de necessidades de distintos serviços;

• Que ações assistenciais serão adotadas para garantir a integração e continuidade dos cuidados do paciente que evolui entre as diferentes unidades e serviços da instituição;

• Que competências e habilidades serão definidas para os profissionais que atuam no gerenciamento das linhas de cuidado ao paciente;

• Que métodos e instrumentos serão definidos e adotados para auxiliar a função de gestão e de assistência integrada e coordenada entre as diferentes unidades e serviços da instituição;

• Que alterações, adaptações ou inclusões serão realizadas no prontuário do paciente para garantir o registro das ações assistenciais compartilhadas entre as diferentes unidades e serviços da instituição. Um exemplo de boa prática é a adoção de formulários de avaliação ou de evolução que são preenchidos na medida em que o paciente é deslocado ou transferido entre as unidades assistenciais, sem a necessidade de que formulários específicos ou próprios de determinados serviços sejam inseridos no prontuário;

• Como será o formato e o conteúdo mínimo para composição do plano de cuidados a ser elaborado para os pacientes, contemplando, pelo menos, problemas/necessidades, condutas e metas mensuráveis. Uma dica: concentre as ações de elaboração e monitoramento do plano de cuidado para os pacientes com maior complexidade ou gravidade;

• Como será realizada a coordenação e o monitoramento e atualização do plano de cuidado pelos profissionais da equipe assistencial;

• Como será planejado e estabelecido o processo de capacitação permanente dos profissionais acerca dos procedimentos e métodos estabelecidos para atender aos requisitos dos padrões acima; e

• Qual será a forma ou métodos e a frequência de verificação, que vai permitir a mensuração da efetividade do processo para a assegurar a uniformidade e a coordenação dos cuidados prestados aos pacientes, conforme definido nos padrões acima.

7.4 - Educação de Pacientes e Familiares (PFE)

Considerando todos os requisitos estabelecidos pelos padrões e respectivos elementos de mensuração dos capítulos que têm foco no cuidado ao paciente, fica evidente a significativa diversidade e abrangência dos aspectos relacionados aos processos e cuidados necessários para a efetiva prestação desses cuidados. Uma questão de destacada importância nesse universo da prestação dos cuidados aos pacientes é a própria participação do paciente como agente ativo de seu tratamento. Uma das melhores oportunidades ou estratégias para garantir essa participação em um grau considerado adequado ou satisfatório envolve a educação de pacientes e também de seus familiares, responsáveis ou cuidadores.

A lógica é garantir que ações educativas planejadas e organizadas sejam desenvolvidas a partir da avaliação inicial, na qual devem ser coletados, além dos dados clínicos e físicos do paciente, os aspectos relacionados com o seu grau de formação, de compreensão da escrita e da língua nacional ou estrangeira, do domínio cognitivo, assim como o seu conhecimento sobre sua situação ou condição de saúde. Em todos os momentos em que nesse capítulo utilizo a palavra paciente, deve-se extrapolar essa conotação para os familiares, responsáveis e/ou cuidadores. A adequada compreensão sobre sua doença e tratamento proposto facilita ou potencializa uma integração do paciente com os profissionais de saúde, o que também se aplica em sentido inverso.

Essa educação deve ser bem planejada no objetivo de alcançar seu melhor resultado. Costumo dizer que educação é uma coisa e treinamento, orientação e informação são outras bem diferentes. Aqui, quero assumir o conceito de que educação pressupõe mudanças de comportamentos ou de atitudes, levando o indivíduo a compreender, de forma efetiva, sua real situação ou condição e se convencer da necessidade de mudança. Exemplos citados podem ser pacientes que recebem transplantes de órgãos ou têm doenças crônicas de maior gravidade ou complexidade como diabetes, insuficiência renal aguda ou doença pulmonar obstrutiva crônica. Nessas condições, os pacientes precisam ter a clara noção sobre os riscos potenciais e possíveis agravantes, passando a assumir novos hábitos ou ainda a se utilizar de procedimentos que até então desconheciam, como aplicação de insulina, diálise ou hemodiálise e ainda equipamentos de ventilação ou compensação ventilatória, tomando os exemplos de doenças citados acima.

Educar pacientes não é uma tarefa comum, embora assim pareça para muitos profissionais ou gestores. No dia a dia os profissionais passam muitas orientações ou informações aos pacientes, como parte de suas atividades, mas não realizam, efetivamente, ações de educação. Treinamentos também são fornecidos aos pacientes, mas, em geral, de caráter muito pontual, direcionado para um problema ou questão específica. Nas avaliações externas que realizamos nas instituições, o percentual de não conformidades relativo aos requisitos para a aplicação da avaliação de necessidades educacionais gira em torno de 70%. Em geral, são identificados somente dados de avaliação dos aspectos clínicos e físicos, sem que seja feita uma abordagem sobre seu grau de instrução ou de formação. Como citado na seção que trata do capítulo "Avaliação do Paciente", em diferentes situações, o paciente está retornando com o mesmo problema em função de não ter condições econômicas de adquirir um medicamento ou porque não tem compreensão cognitiva suficiente para desenvolver sozinho o seu tratamento.

Dessa forma, o *Manual Hospitalar da JCI* manteve um capítulo destinado aos processos de educação do paciente, cujos padrões e propósitos são apresentados a seguir.

"Padrão PFE.1
O hospital fornece educação ao paciente e seus familiares, que dá suporte à sua participação nas decisões e processos relativos ao cuidado.

Propósito do PFE.1
Os hospitais educam os pacientes e as famílias de modo que tenham o conhecimento e as habilidades para participar dos processos de cuidados de paciente e na tomada de decisões sobre cuidados. Cada hospital cria o processo educacional sobre os processos de cuidados com base na sua missão, nos serviços prestados e na população de pacientes. A educação é planejada para garantir que cada paciente receba a instrução necessária. O hospital escolhe como organiza seus recursos educacionais de maneira eficiente e eficaz. Portanto, o hospital pode optar por escolher um coordenador educacional ou comitê de educação formação, criar um serviço educacional ou simplesmente trabalhar com toda a equipe para fornecer a educação e formação de maneira coordenada.

Padrão PFE.2
As necessidades educacionais de cada paciente são avaliadas e registradas no seu prontuário.

Propósito do PFE.2
A educação se concentra nos conhecimentos e habilidades específicas que o paciente e a família precisarão para tomar decisões relativas ao cuidado, participar e dar continuidade ao cuidado na residência. Isso contrasta com o fluxo geral de informações entre os profissionais e o paciente, que é informativo, mas não de natureza educacional.

Para compreender as necessidades educacionais de cada paciente e de sua família, há um processo de avaliação que identifica os tipos de cirurgias, outros procedimentos e tratamentos invasivos planejados, as necessidades de enfermagem relacionadas às necessidades de cuidados continuados após a alta. Essa avaliação permite que os profissionais planejem e forneçam a educação necessária.

A educação é fornecida pela equipe do hospital aos pacientes e às famílias para fundamentar as decisões no processo de cuidados. A educação fornecida como parte do processo de obtenção do consentimento informado para o tratamento (por exemplo, para cirurgia e anestesia) é documentada no prontuário do paciente. Além disso, quando um paciente ou familiar participa diretamente na prestação do cuidado (por exemplo, troca curativos, alimentação do paciente, administração de medicamentos e tratamentos), ele precisa ser educado. Uma vez identificadas, as necessidades de educação são registradas no prontuário do paciente. Isso contribui para que todos os prestadores envolvidos no cuidado ao paciente participem do processo de educação. Cada hospital decide o local e o formato para documentar a avaliação educacional, o planejamento e o registro de informações no prontuário do paciente.

Padrão PFE.2.1
A capacidade e a vontade de aprender do paciente e de seus familiares são avaliadas.

Propósito do PFE.2.1
Os pontos fortes e fracos do conhecimento e habilidades são identificados e usados para planejar a educação. Há muitas variáveis que determinam se o paciente e a família estão dispostos e são capazes de aprender. Portanto, para planejar a educação, o hospital deve avaliar:

- O nível educacional do paciente e da família, incluindo o conhecimento sobre cuidados médicos, o grau de instrução e o idioma;

- barreiras emocionais e motivações; e

- limitações físicas e cognitivas.

Padrão PFE.3
Os métodos de educação incluem os valores e as preferências do paciente e da família e permitem interação suficiente entre o paciente, a família e os profissionais para que a aprendizagem ocorra.

Propósito do PFE.3
A aprendizagem ocorre quando é dada atenção aos métodos usados para educar os pacientes e as famílias. Compreender os pacientes e as famílias ajuda o hospital a selecionar educadores e métodos educacionais consistentes com os valores e preferências dos pacientes e das famílias e a identificar as funções das famílias e o método de educação. Os pacientes e suas famílias são incentivados a participar do processo de cuidados falando e fazendo perguntas à equipe para garantir a compreensão correta e a participação prevista. Os profissionais reconhecem a função importante que os pacientes desempenham na prestação de cuidados seguros e de alta qualidade. A oportunidade de interação entre equipe, paciente e sua família permite o *feedback* para garantir que as informações sejam compreendidas e úteis. O hospital decide quando e como a educação verbal é reforçada com material escrito para aumentar a compreensão e fornecer uma referência educacional futura.

Padrão PFE.4
Profissionais de saúde que cuidam do paciente colaboram para fornecer a educação.

Propósito do PFE.4
Quando os profissionais de saúde compreendem as contribuições de cada parte para a educação do paciente, eles podem colaborar de forma mais eficaz. A colaboração, por sua vez, ajuda a garantir que as informações que pacientes e famílias recebem sejam

abrangentes, consistentes e as mais eficazes possíveis. A colaboração se baseia nas necessidades do paciente e, portanto, nem sempre pode ser necessária. O conhecimento do assunto, a disponibilidade e a capacidade de se comunicar de maneira eficaz são considerações importantes em uma educação eficaz". (pp. 133-135).

O que é importante destacar como ação prática para implementar esses padrões?

1. Defina um grupo de trabalho que inclua, preferencialmente, profissionais das equipes assistenciais que tenham perfil relacionado com habilidades para abordar e educar pacientes e que tenham competências relacionadas com organização e planejamento de tarefas.

2. Defina critérios para identificar e selecionar pacientes que necessitam de ações/intervenções de educação em saúde. Utilize como base os dados registrados na avaliação inicial do paciente. Inicie o trabalho com pacientes de maior complexidade e com maior conjunto de necessidades. Assim como a CCIH utiliza o censo diário para localizar e abordar pacientes com diagnósticos de infecção ou grupos de feridas ou, ainda, pacientes com úlceras de pressão, seria similar localizar pacientes que necessitam de educação. Não inicie com uma abordagem geral. Faça ações piloto, localizadas, considerando unidades ou serviços que concentrem pacientes com o perfil mais explorável para ações de educação sistemáticas. Compartilhe dias e horários específicos dos profissionais em suas atividades diárias, com uma programação para desenvolver a educação dos pacientes selecionados. Defina horários e dias fixos, o que facilita o planejamento dos profissionais envolvidos no programa de educação.

3. Defina as competências e habilidades esperadas dos profissionais de educação do paciente e elabore um programa de capacitação.

4. Defina e descreva as funções ou tarefas a serem desenvolvidas pelos profissionais de educação do paciente.

5. Defina e organize recursos a serem utilizados para desenvolver as ações de educação. Experiências como ambientes montados como laboratórios de simulação, carrinhos ou móveis volantes com o material e maletas ou quadros, *charts* e outros recursos podem ser previstos. Por exemplo, se o paciente passa a utilizar dispositivos de ostomia ou colostomia, uma abordagem de simulação no leito ou em ambiente específico, com esses dispositivos, amplia em muito a capacidade de aprendizagem do paciente.

6. Estabeleça instrumentos de avaliação das ações de educação, incluindo grau de conhecimento do paciente antes e depois da abordagem. Os instrumentos também podem prever, para alguns casos, o contato pós-alta para verificar se a educação surtiu efeito no proposito da continuidade do cuidado ou mesmo da mudança de comportamento.

7. Trabalhe em conjunto com o grupo do capítulo de avaliação do paciente e defina os métodos e formulários para o registro das necessidades de educação do paciente e das ações realizadas, sempre levando em conta a necessidade do registro da vontade e capacidade de aprendizagem do paciente e os resultados obtidos.

Abaixo, segue um modelo de plano de educação multiprofissional, baseado em níveis de necessidades do paciente e o prazo mínimo para a abordagem de educação.

Defina e elabore um documento descrevendo como será aplicado o procedimento para atender aos requisitos dos padrões acima, que deve incluir, pelo menos:

• Que conceitos e referenciais técnicos e científicos serão utilizados para construir o conceito de educação de pacientes e familiares;

• Que critérios serão utilizados para identificar e selecionar pacientes que necessitam de abordagem de educação;

• Como será definido e estabelecido o formato de abordagem para realizar a educação de pacientes e familiares. Um exemplo de bom desempenho é a formação de uma comissão de educação multidisciplinar, que coordena as ações definidas por meio desse documento;

• Que meios e métodos de educação serão utilizados para a abordagem dos diferentes tipos de pacientes, segundo seu perfil, grau de instrução, conhecimento da língua, domínio cognitivo, aceitabilidade e outras necessidades identificadas. Vale reiterar a opção por diferentes abordagens, incluindo material escrito, áudio visual, de proposta lúdica, de simulações, entre outras, permitindo, assim, a ampliação das oportunidades de ensino e de aprendizagem junto aos pacientes e familiares;

• Que habilidades e competências serão definidas e identificadas como necessidades de qualificação e de capacitação dos profissionais indicados para realizar educação de pacientes e familiares;

• Que meios e instrumentos serão utilizados para realizar a avaliação das necessidades de educação de pacientes e familiares. Essa definição deve ser trabalhada junto com o grupo do capítulo "Avaliação do Paciente".

• Que meios e instrumentos serão utilizados para proceder o registro das ações de educação realizadas com os pacientes e familiares;

• Como será planejado e estabelecido o processo de capacitação permanente dos profissionais acerca dos procedimentos e métodos estabelecidos para atender aos requisitos dos padrões acima; e

• Qual será a forma ou métodos e a frequência de verificação, que vão permitir a mensuração da efetividade do processo para a assegurar a uniformidade e a coordenação dos cuidados prestados aos pacientes, conforme definido nos padrões acima.

A seguir, passo a apresentar algumas considerações e abordagens práticas para os demais capítulos do *Manual Hospitalar da JCI* com padrões com foco no cuidado ao paciente, que serão detalhados futuramente, em novas e oportunas publicações.

Capítulo Acesso ao Cuidado e Continuidade do Cuidado (ACC)
Esse capítulo aborda as seguintes áreas de desempenho, ou seja, os principais conjuntos de processos e atividades que estão descritos nos padrões de ACC.

• Triagem para Internação no Hospital

• Internação no Hospital

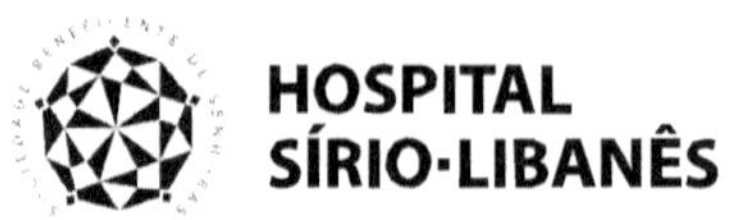

Plano Multiprofissional de Educação ao Paciente
Preparo para alta hospitalar

N° do Atendimento:	Same:
Paciente:	Idade:
Data de Internação:	Leito:
Médico:	

	Não se aplica na admissão	Motivo:

| | Início do Plano: | | | |

Obs. A classificação deve-se dar no início do plano segundo a previsão de diagnóstico e tratamento.

Níveis	Distribuição dos níveis de necessidade	Nível básico | Início em até 24 horas antes da alta	Nível intermediário | no mínimo 3 dias antes da alta	Nível avançado | no mínimo 5 dias antes da alta
Características	Dependência Física	• **Não tem**	• Parcial e temporário	• Déficit de função
	Dependência Cognitiva	• **Não tem**	• Temporário até a alta	• Temporário/déficit pós alta
	Cuidados Continuados	• Higiene, nutrição, tratamento medicamento	• Cuidados intermediários	• Cuidados Especializados

Mudança de classificação do nível de necessidade. Data: | | | | **Motivo:**

| | Nível básico | | Nível intermediário | | Nível avançado |

Distribuição dos níveis de necessidade

Necessidade identificadas

Básico

1	higiene corporal
2	administração de medicamento
3	orientação nutricional
4	orientações de interação medicamento x nutriente

Intermediário

1	cuidados com drenos
2	cuidados com sonda vesical de demora / lavagem de sonda vesical
3	preparo e/ou administração de medicações específicas
4	cuidados específicos com a pele/mucosa oral/feridas
5	glicemia capilar
6	controle hídrico
7	orientações de pós-operatório
8	orientação de alta nas patologias clínicas
9	terapia de linguagem / fala / voz
10	cuidados para reintrodução de alimentação via oral
11	dificuldades relacionadas às atividades de vida diária
12	cinesioterapia
13	oxigenioterapia

Avançado

1	tratamento de dor / bomba de analgesia
2	cuidados com cateteres e dispositivos
3	cuidados com fístulas artério-venosa
4	dieta parenteral
5	cuidados com sonda enteral/gastrostomia
6	CAPD/DPA
7	cuidados com estomia intestinal e urinário
8	auto cateterismo vesical
9	cuidados no preparo e administração da dieta enteral
10	controle de sintomas paliativos
11	uso de próteses, órteses e adaptações
12	cuidados referentes à acessibilidade
13	restrição severa à comunicação
14	dependência relacionada às atividades de vida diária
15	orientações para pacientes traqueostomizados
16	posicionamento

| \| | outros ________________ |

Disposição em receber orientação

Utensílios/ Equipamentos	Muleta/Andador	Quadro Balcânico	Observações
	Oxigênio / Ar Comprimido	Cama Hospitalar	
	Bomba de Infusão	Cadeira Higiênica/Cadeira de Rodas	
	Cicladora	Umificador/Nebulizador	
		Aspirador	
		Aparelho de PA/Aparelho de Dextro	

Cuidados no Dia da Alta	Orientações: receita médica e medicamentos	Retirada de cateter venoso	
	Entrega de exames	**Outros**	**Dia da Alta**
	Entrega de pertences pessoais		

| | Sim | | Não |

Programa de Educação do Paciente e/ou Responsável, conforme necessidades identificadas

Enfermagem	Início do programa/Entrega do material	Término — Não se aplica
	Programa	Anotação
	Paciente/Responsável	**Enfermeiro**
	Início do programa/Entrega do material	**Término**
	Programa	Anotação
	Paciente/Responsável	**Enfermeiro**
	Início do programa/Entrega do material	**Término**
	Programa	Anotação
	Paciente/Responsável	**Enfermeiro**
Nutrição	Início do programa/Entrega do material	**Término** — Não se aplica
	Programa	Anotação
	Paciente/Responsável	Nutricionista
	Início do programa/Entrega do material	**Término**
	Programa	Anotação
	Paciente/Responsável	Nutricionista
Outros Profissionais	Início do programa/Entrega do material	**Término** — Não se aplica
	Programa	Anotação
	Paciente/Responsável	**Outros**
	Início do programa/Entrega do material	**Término**
	Programa	Anotação
	Paciente/Responsável	**Outros**
	Início do programa/Entrega do material	**Término**
	Programa	Anotação
	Paciente/Responsável	**Outros**

São Paulo,

Assinatura do Paciente ou Responsável

Assinatura e carimbo do(a) Enfermeiro(a)

Fonte: *Hospital Sírio Libanês – São Paulo*

- Continuidade dos Cuidados (internamente)

- Alta, Encaminhamento e Acompanhamento

- Transferência de Pacientes (externamente)

- Transporte

Os padrões abordam processos relacionados com as portas ou vias de entrada para atendimento ou internação na instituição. Esse é um momento que deve ter especial atenção, uma vez que deve ser feita a avaliação e a tomada de decisão sobre atender ou não ou admitir ou não o paciente, segundo o perfil assistencial da instituição, assim como pelo escopo do conjunto de serviços oferecidos. A triagem deve ser baseada em critérios, e ela deve indicar o serviço ou a unidade de internação mais apropriada para atender as necessidades ou solicitações apresentadas pelo paciente.

A abordagem prática a ser citada neste capítulo trata da definição e estabelecimento do processo de classificação de risco que deve ser implementada nos serviços de emergência ou de pronto-atendimento. Um padrão traz requisitos definidos sobre a necessidade de identificar e tratar de forma mais imediata os pacientes com necessidades de emergência ou urgentes, que devem ter prioridade para avaliação e para tratamento.

Capítulo Direitos do Paciente e Familiares (PFR)
Esse capítulo aborda as seguintes áreas de desempenho, ou seja, os principais conjuntos de processos e atividades que estão descritos nos padrões de PFR.

- Direitos do Paciente (título do capítulo)

- Consentimento Geral

- Consentimento Informado

- Doação de Órgãos

Os padrões abordam processos relacionados com a declaração e a garantia dos direitos do paciente e familiares, considerando o que está estabelecido em leis e regulamentos, como os Estatutos da Criança e do Adolescente e do Idoso, mas de forma especial, as atitudes e comportamentos dos profissionais frente a aspectos que envolvem questões como confidencialidade, sigilo e privacidade. Embora sejam palavras que têm conceitos definidos nos dicionários, é a atitude de cada profissional que verdadeiramente vai garantir o adequado grau de conformidade frente aos requisitos definidos pelos padrões nesse capítulo. Palavras como respeito, atenção e compaixão não são ensinadas em cursos de formação. É preciso conscientizar e trabalhar de forma oportuna com os profissionais, os elementos que necessitam ser considerados quando da abordagem com cada indivíduo que está naquela instituição na condição de paciente.

Uma ação prática a se destacar é a definição e o estabelecimento de um conjunto de direitos e responsabilidades do paciente e familiares, conforme apropriado para o perfil e tipos de pacientes atendidos, por exemplo, se crianças, se adultos idosos, se maternidade, se oncologia, ou outros. Esse conjunto de direitos deve ser colocado à disposição dos pacientes e familiares de diferentes formas, conforme também o grau de instrução ou de compreensão dos pacientes. Devem ser afixados, preferencialmente, nos quartos ou unidades finais de atendimento ao paciente. Além disso, devem estar disponíveis e devem ser oferecidos aos pacientes nas portas de entrada ou pontos de atendimento nos diferentes serviços. Os profissionais da instituição devem ser devidamente capacitados sobre esse conjunto de direitos, para que tenham compreensão clara sobre suas formas de aplicação, assim como suas possíveis implicações, até de fórum legal ou jurídico.

Capítulo Anestesia e Cuidados Cirúrgicos (ASC)

Esse capítulo aborda as seguintes áreas de desempenho, ou seja, os principais conjuntos de processos e atividades que estão descritos nos padrões de ASC.

- Organização e Gestão

- Cuidados de Sedação

- Cuidados Anestésicos

- Cuidados Cirúrgicos

Esse capítulo traz o conjunto de padrões e respectivos requisitos voltados à organização e desenvolvimento dos processos e atividades em ambientes onde se realizam cirurgias e procedimentos que envolvam a utilização ou aplicação de anestesia ou sedação moderada ou profunda. A lógica dos padrões na parte inicial do capítulo é a definição e o estabelecimento de uma estrutura de gerenciamento para os serviços anestésicos e cirúrgicos, sempre tendo como regra que tudo que se aplica à anestesia será da mesma forma aplicado para procedimentos de sedação. Sendo assim, esse escopo de gerenciamento deve ser uniforme e abrangente para toda a instituição onde se realizam esses procedimentos, mesmo que sejam serviços terceirizados ou realizados por prestadores de serviços.

De forma prática, é importante identificar e nomear um coordenador ou gerente ou outra denominação, o qual será responsável, junto à Direção Médica ou Clínica da instituição, pela gestão dos serviços de anestesia, incluindo a definição de procedimentos, diretrizes, protocolos, exigências de credenciamento, qualificações dos profissionais, avaliação de desempenho e monitoramento da qualidade dos serviços.

Capítulo Gerenciamento e Uso de Medicamentos (MMU)

Esse capítulo aborda as seguintes áreas de desempenho, ou seja, os principais conjuntos de processos e atividades que estão descritos nos padrões de MMU.

- Organização e Gerenciamento

- Seleção e Aquisição

- Armazenamento

- Prescrição e Transcrição

- Preparo e Dispensação

- Administração

- Monitoramento

Esse capítulo tem especial importância no conjunto geral de capítulos, uma vez que a questão relacionada com o uso de medicamentos é considerada uma área que, potencialmente, pode gerar riscos de natureza clínica, financeira e legal para as instituições. Um medicamento aplicado de forma incorreta pode levar a um agravo da condição clínica, assim como a morte de pacientes. Esse tipo de ocorrência pode comprometer toda uma proposta de tratamento e, por exemplo, prolongar a estadia e a necessidade de mais serviços, causando prejuízos financeiros, além do fato de levar pacientes ou familiares a processar judicialmente a instituição. Os processos para o gerenciamento e uso de medicamentos, conforme definidos pelos requisitos dos padrões, vai desde a etapa de organização do serviço, avançando pelas etapas de seleção e aquisição, até o monitoramento final do uso dos medicamentos, para mensurar a efetividade de sua aplicação, assim como, por meio de notificações, minimizar ou evitar erros ou quase falhas.

Uma abordagem prática a ser considerada como de destaque nesse capítulo, trata da necessidade da revisão das prescrições médicas por farmacêuticos clínicos devidamente qualificados. Essas revisões das prescrições devem atender a um roteiro definido que inclua elementos importantes da composição da prescrição, como descrição correta do nome da substância, dose, via de aplicação, forma, intervalos de administração, possíveis interações com outros medicamentos ou alimentos, entre outros. A revisão deve ser feita para 100% das prescrições feitas na instituição, excetuando-se serviços de emergência ou pronto-atendimento, e deve ser feita antes da dispensação do medicamento pela farmácia. Mesmo em unidades ou farmácias satélites deve ser feita a revisão da prescrição. Caso o farmacêutico identifique alguma necessidade de intervenção, deve se comunicar com o médico prescritor e informar sobre a questão verificada e aguardar a decisão do médico sobre a alteração ou manutenção do item prescrito. Os farmacêuticos devem também fazer o devido registro do processo de revisão, das intervenções e dos contatos realizados com os médicos.

Capítulo 8

Aspectos práticos na melhoria dos processos de administração de uma instituição de Saúde

Refletindo...

Há um senso comum entre os que lidam ou se relacionam, direta ou indiretamente, com instituições de saúde, que os melhores profissionais indicados para sua gestão são aqueles do próprio ambiente de saúde. Essa regra não deve ser entendida ou tomada como verdadeira. A experiência e realidades de algumas instituições, que hoje já alcançam resultados diferenciados, demonstram que o melhor administrador para uma instituição de saúde é aquele que tem de fato a competência de administrar e não conhecimento técnico sobre saúde.

Questionando...

Quais são as questões que devem ser prioritariamente consideradas por um gestor de uma instituição de saúde? Como desenvolver processos coordenados e integrados em um ambiente tão diversificado de profissionais e de serviços? Como direcionar ações de melhoria sem privilegiar questões pouco importantes ou impactantes para o bom resultado junto ao paciente?

Junto aos oito capítulos com foco no cuidado prestado ao paciente, que compõem a
Seção II e que foram abordados no capítulo anterior, existem outros seis capítulos que
tratam dos requisitos relacionados com o desenvolvimento de processos e atividades relacionadas com a gestão ou administração de uma instituição de saúde, no caso, um hospital. Esses capítulos compõem a Seção III do *Manual Hospitalar da JCI*. Já existem considerações de diferentes autores, entre eles Michael Porter, que publicou o livro *Repensando
a Saúde*, de que o trabalho para gerir uma instituição de saúde pode ser considerado um
dos mais complexos entre as organizações em geral. A diversidade e complexidade de uma
intrincada composição de serviços, de profissionais, de formas de relação ou vinculação,
de tipos de atividades e de interesses absolutamente distintos podem dar sustentação a
essa afirmação sobre a administração hospitalar.

Na composição estrutural do manual da JCI, conforme apresentado anteriormente no
quarto capítulo, está demonstrado o quanto os capítulos da Seção III trazem padrões e requisitos que são organizados para dar sustentação aos demais capítulos da Seção II, que são
diretamente voltados para o cuidado ao paciente. Por exemplo, não há como desenvolver
melhoria de qualidade e segurança no cuidado, sem que uma função ou delegação de gestão
de qualidade e segurança seja definida e estabelecida, como no capítulo "Melhoria da Qualidade e Segurança do Paciente (QPS)". Também é absolutamente necessário, como mais um
exemplo, ter uma composição de níveis de gestão devidamente estruturada e responsabi-
lizada em relação a todo o seu conjunto de compromissos e demandas, frente ao conjunto
geral de processos e atividades desenvolvidas nos diferentes serviços da instituição, o que é
encontrado nos requisitos do capítulo "Governo, Liderança e Direção (GLD)". Sendo assim,
não há como uma instituição funcionar e alcançar graus diferenciados de qualidade e segurança, sem que funções e atividades de essência administrativa estejam definidas, planejadas
e orientadas para constituir uma base sólida de apoio à missão assistencial.

Assim como citado no capítulo anterior, nessa oportunidade vou tratar de determinados capítulos dessa seção do *Manual Hospitalar da JCI*, buscando abranger aqueles onde
questões mais frequentes de não conformidades têm sido identificadas nas ações de educação e nas avaliações externas realizadas nas instituições.

8.1. Governo, Liderança e Direção (GLD)

Esse foi o capítulo onde um maior número de alterações foi necessário, para resgatar a
questão central de qualquer instituição de saúde, ou seja, sua gestão. Nas edições anteriores do
Manual Hospitalar JCI, não estavam efetivamente claras a responsabilidade e a necessidade de
uma atuação direta dos membros da direção na operação diária das instituições, assim como
seu comprometimento com a melhoria da qualidade e segurança, mesmo como parte de um
programa de acreditação. Uma questão identificada nos relatórios das avaliações externas até
então realizadas, era de que, mesmo quando os demais capítulos apresentavam alto percentual
de não conformidades, os padrões do capítulo GLD se mostravam com índices satisfatórios.
A percepção era de que havia uma dissonância entre a função de gestão e os reais resultados
obtidos com os processos finais propriamente ditos, ou seja, o cuidado prestado ao paciente.

A lógica da revisão realizada para a publicação da quinta edição foi a de retirar dos
demais capítulos do manual, responsabilidades e requisitos que estavam dispersamente

colocados para instâncias gerenciais intermediárias e reorganizá-los em GLD, definindo, assim, comprometimento direto dos membros da direção. Nessa reorganização estão também incluídos os representantes do governo da instituição, ou seja, instâncias superiores ao executivo número um, que podem ser órgãos públicos, como ministérios ou secretarias e conselhos de administração ou de sócios proprietários, no caso de instituições privadas.

No novo modelo de agenda de avaliação definido pela JCI, serão conduzidas atividades e reuniões que irão tratar diretamente com os membros da direção e do governo, esse novo conjunto de responsabilidades, que incluem aspectos distintos, conforme estabelecido pelos requisitos dos padrões e respectivos propósitos apresentados a seguir.

"Padrão GLD.1.1
As responsabilidades operacionais e as responsabilidades da entidade de governo são descritas em um documento por escrito.

Propósito do GLD.1.1
As responsabilidades da entidade de governo são descritas em um ou mais documentos que identificam como elas devem ser realizadas. A entidade de governo tem responsabilidades importantes que devem ser realizadas para que o hospital tenha uma liderança clara, funcione de forma eficiente e preste serviços de saúde de alta qualidade. Essas responsabilidades estão principalmente no nível da aprovação e incluem:

• Aprovar e revisar periodicamente a missão do hospital e garantir que o público esteja ciente da missão do hospital;

• Aprovar os vários planos estratégicos e operacionais do hospital e as políticas e procedimentos necessários para operar o hospital diariamente;

• Aprovar a participação do hospital na formação profissional em saúde e nas pesquisas e supervisão da qualidade desses programas;

• Aprovar ou fornecer capital, orçamento operacional e outros recursos necessários para operar o hospital e cumprir a missão e o plano estratégico do hospital; e

• Nomear ou aprovar o(s) diretor(es) geral(is) do hospital e realizar uma avaliação anual do desempenho do(s) indivíduo(s) usando critérios e processos estabelecidos.

Padrão GLD.1.2
As pessoas responsáveis pelo governo aprovam o programa do hospital de qualidade e segurança do paciente e recebem e agem regularmente de acordo com os relatórios do programa de qualidade e segurança do paciente.

Propósito do GLD.1.2
A estrutura de governo aprova ou estabelece todos os programas e políticas do hospital e aloca recursos para cumprir a missão do hospital. Uma responsabilidade importante é realizar todas as responsabilidades de uma forma que apoie a melhoria contínua da qualidade e segurança do paciente. Esse investimento importante na qualidade precisa ser planejado, receber recursos adequados e ser monitorado com relação ao progresso.

Portanto, o governo aprova o programa de qualidade anualmente e recebe regularmente relatórios de qualidade. Os relatórios podem ser de natureza global ou concentrarem-se em um serviço clínico, um grupo de pacientes ou algum aspecto operacional específico. Portanto, durante um período de tempo, todos os aspectos do programa de qualidade, incluindo eventos adversos e eventos sentinela, são apresentados ao governo para fins informativos e de discussão. Quando a discussão resulta em ações, como a alocação de recursos adicionais, essas ações são registradas em atas e reexaminadas em futuras reuniões.

Padrão GLD.2
Um diretor-geral é responsável pela operação do hospital e pelo cumprimento de leis e regulamentos aplicáveis.

Propósito de GLD.2
Ter uma liderança eficaz é essencial para que um hospital possa funcionar de forma eficiente e cumprir sua missão. Liderança é o que os indivíduos fornecem em conjunto e individualmente ao hospital e pode ser realizada por qualquer número de indivíduos.

O diretor-geral é responsável pelas operações gerais diárias do hospital. Isso inclui a aquisição e o estoque de suprimentos essenciais, manutenção da instalação física, gestão financeira, gestão de qualidade e outras responsabilidades. A instrução e a experiência dos indivíduos correspondem aos requisitos na descrição de cargo. O diretor geral coopera com a liderança do hospital para definir a missão do hospital e planejar as políticas, procedimentos e serviços clínicos relativos a essa missão. Assim que aprovadas pela entidade de governo, o diretor-geral é responsável por implementar todas as políticas e garantir que elas sejam cumpridas pela equipe do hospital.

No hospital, o diretor-geral é responsável por:

• Conformidade com leis e regulamentos aplicáveis;

• Resposta a quaisquer relatórios de agências reguladoras e de inspeção; e

• Processos para gerenciar e controlar recursos humanos, financeiros e outros". (pp. 169-170).

Na quinta edição, aos membros da direção também serão atribuídas tarefas diretas na condução e estabelecimentos do programa global de melhoria da qualidade e segurança, que tem repercussão direta no capítulo de "Melhoria da Qualidade e Segurança (QPS)", abordado em seções anteriores. Aos diretores caberá responder sobre o desdobramento desse programa e sobre seus resultados. Relatórios periódicos de monitoramento e que deverão ser a base de tomadas de decisão sobre ações de correção ou de melhoria, relacionados com questões como eventos adversos ou eventos sentinela, deverão ser definidos e analisados pelos diretores. Os requisitos dos padrões são apresentados abaixo.

"Padrão GLD.4
A liderança do hospital planeja, desenvolve e executa um programa de melhoria da qualidade e segurança do paciente.

Padrão GLD.4.1
A liderança do hospital comunica as informações de melhoria da qualidade e segurança do paciente ao governo e à equipe do hospital regularmente.

Propósito do GLD.4 e do GLD.4.1
Para um hospital iniciar e manter melhorias e reduzir riscos aos pacientes e à equipe
com sucesso, liderança e planejamento são essenciais. Liderança e planejamento começam com a entidade de governo do hospital, junto com aqueles que gerenciam e conduzem as atividades clínicas e administrativas do hospital diariamente. Coletivamente, essas
pessoas representam os líderes dos departamentos e serviços do hospital. A liderança do
hospital é responsável por estabelecer e fornecer apoio contínuo a um compromisso organizacional com a qualidade.

A liderança do hospital desenvolve o programa de qualidade e segurança do paciente para
aprovação do governo e, por meio, de sua visão e apoio, define a cultura de qualidade do hospital.

A liderança do hospital também implementa uma estrutura e um processo para o monitoramento e a coordenação gerais do programa em todo o hospital. Essas ações garantem a coordenação entre todos os departamentos e serviços nos esforços de medida e melhoria. A coordenação pode ser alcançada por meio de um conselho/comitê de gestão de
qualidade ou outra estrutura similar. A coordenação estimula uma abordagem sistemática
às atividades de monitoramento e melhoria da qualidade, enquanto reduz a duplicação de
esforços. Por exemplo, dois departamentos mensuram de forma independente processos
ou resultados semelhantes.

A liderança do hospital também é responsável por providenciar a elaboração de, pelo
menos, relatórios de qualidade trimestrais para fins de análise e discussão do governo ou
pela realização das ações da entidade de governo relacionadas aos relatórios do programa
de qualidade. Além dos relatórios trimestrais de qualidade, pelo menos uma vez por se-
mestre, o relatório de qualidade para o governo inclui:

- o número e o tipo de eventos sentinela e as causas-raiz associadas;

- se os pacientes e familiares foram informados do evento;

- as ações tomadas para melhorar a segurança na resposta aos eventos; e

- se as melhorias foram sustentadas". (pp. 173-174).

Padrão GLD.5
A liderança do hospital prioriza quais processos considerados abrangentes no hospital serão medidos, quais atividades de melhoria e segurança do paciente consideradas abrangentes
no hospital serão implementadas e como o sucesso desses esforços gerais serão mensurados.

Propósito de GLD.5
Devido às limitações de pessoal e recursos, nem todo processo em um hospital pode
ser mensurado e melhorado ao mesmo tempo. Portanto, uma das principais responsabilidades da liderança do hospital é definir as prioridades de melhoria e medidas gerais do
hospital. São esforços da medida e melhoria que afetam ou refletem atividades em vários
departamentos e serviços. A liderança do hospital proporciona foco para as atividades de

medida e melhoria da qualidade do hospital, incluindo medidas e atividades relativas à plena conformidade do hospital com as Metas Internacionais de Segurança dos Pacientes. As prioridades podem se concentrar em alcançar objetivos estratégicos; por exemplo, tornar-se o principal centro de referência regional para pacientes com câncer.

A liderança do hospital também avalia o impacto das melhorias. Medir a melhoria da eficiência de um processo clínico complexo e/ou identificar reduções no custo e no uso de recursos após a melhoria de um processo são exemplos. Medir o impacto de uma melhoria ajuda a compreender os custos relativos do investimento em qualidade e o retorno humano, financeiro e outros retornos sobre esse investimento. A liderança do hospital apoia a criação de ferramentas simples para determinar o uso de recursos do processo antigo e para avaliar um processo novo.

O que é importante destacar como ação prática para implementar esses padrões?

1. Defina um grupo de trabalho com a participação integral dos membros da direção executiva, representante(s) do governo da instituição, caso aplicável, e o gestor da qualidade e de risco da instituição.

2. Estabeleça um cronograma de atividades para esse grupo, iniciando com a apresentação e leitura do capítulo GLD, buscando alcançar o melhor grau de compreensão sobre o conjunto de padrões e respectivos requisitos.

3. Defina uma subdivisão de responsabilidades entre os membros do grupo, considerando as áreas de desempenho descritas no capítulo, que são:

- Governo do hospital
- Responsabilidades dos diretores-gerais
- Responsabilidades das lideranças do hospital
- Liderança do hospital para qualidade e segurança do paciente
- Liderança do hospital nos contratos
- Liderança do hospital para decisões de recursos
- Organização e responsabilidades do corpo clínico
- Direção de departamentos e serviços do hospital
- Ética organizacional e clínica
- Educação profissional em saúde
- Pesquisa envolvendo seres humanos

4. Defina e crie subgrupos de trabalhos, considerando as áreas de desempenho descritas acima, como por exemplo, os profissionais da instituição e o membro da direção responsáveis pela elaboração e pelo monitoramento dos contratos de serviços, em especial, os que são utilizados para áreas clínicas da instituição.

5. Faça *benchmarking* com instituições acreditadas e busquem informações e exemplos de programas globais de melhoria da qualidade e segurança, considerando os aspectos descritos nos propósitos dos padrões GLD. 4 e 4.1 acima.

6. Estabeleça métodos e instrumentos para viabilizar o desdobramento do plano global de melhoria.

7. Defina e elabore modelos de relatórios gerenciais sobre as notificações e análises de eventos adversos e eventos sentinelas para a direção, buscando evidenciar as principais causas e impactos desse tipo de ocorrência, para os quais deverão ser descritas as análises e devidas decisões para tomadas de ações, visando reduzir ou evitar a recorrência dos eventos ou a ocorrência de novos eventos.

8. Defina um cronograma de reuniões da direção com as lideranças e direções de departamentos e serviços, com o objetivo de discutir, periodicamente, o desenvolvimento do plano global de melhoria e o estabelecimento e monitoramento das prioridades de melhorias globais e seus impactos, conforme descrito no propósito do padrão GLD. 5.

8.2. Educação e Qualificação de Profissionais (SQE)

Esse capítulo já teve alguns requisitos de seu conjunto de padrões abordados quando tratei da questão sobre a capacitação de equipes e de profissionais para projetos de melhoria. Destaquei a importância de padrões que tratam da capacitação e educação permanente, por considerar que a atuação dos profissionais é o ponto central na consecução dos objetivos de melhorar os processos de cuidado ao paciente. Nessa seção, quero trazer a discussão, cada vez mais presente, sobre a atuação do corpo médico, que teve seus requisitos reescritos e alguns aspectos redefinidos e ampliados, na visão de constituir um maior grau de consistência no desempenho desse importante grupo de profissionais, que são, de forma direta e legal, responsáveis pela definição e, agora também confirmado pelo manual, pela coordenação do plano de cuidados que é elaborado para o tratamento do paciente.

Os padrões do capítulo SQE, na quinta edição do manual, foram reorganizados em novas áreas de desempenho, que estão enumeradas abaixo, onde se podem observar que quatro das sete áreas tratam de questões relacionadas ao corpo médico.

1. Planejamento

2. Determinação de membros do corpo médico

3. A atribuição de privilégios clínicos do corpo médico

4. Monitoramento e avaliação contínuos dos membros do corpo médico

5. Reavaliação do corpo médico e renovação dos privilégios clínicos

6. Corpo de enfermagem

7. Outros profissionais de saúde

Essa decisão de revisão dos padrões e áreas de desempenho se apoia na identificação feita pelo escritório central da JCI de que os requisitos aplicados ao corpo médico são aqueles que apresentam, como identificado nos relatórios das avaliações externas realizadas em todo o mundo, o maior percentual de não conformidades na atualidade. Seriam, portanto, os requisitos onde se observam maior dificuldade de implantação de ações de melhoria. Diante dessa realidade, os requisitos foram revistos, reescritos e ampliados, dos quais alguns exemplos de padrões seguem abaixo, incluindo agora a definição de termos que causavam dúvidas no contexto brasileiro, como credenciais, corpo médico ou privilégios e ainda como se deve proceder no processo de verificação de documentos, em relação a sua fonte primária, ou seja, aquela entidade que emite ou tem responsabilidade formal ou legal de validar ou atestar um documento emitido por terceira parte.

Aqui vale também o esclarecimento de que a verificação na fonte primária deverá ser feita pela instituição para todos aqueles documentos que são exigidos como parte das credenciais do médico, como diplomas ou títulos de especialização, assim como de outros que a instituição inclua como pré-requisitos para que o profissional seja contratado ou incluído como membro do corpo médico.

Vale destacar também que a instituição deve solicitar aos conselhos regionais, no caso dos diplomas médicos, o que também se aplica para as demais categorias de profissionais de saúde de nível superior, uma declaração oficial informando e atestando que o conselho regional faz a verificação e validação dos diplomas na fonte primária, ou seja, diretamente na faculdade que emitiu esse documento. Caso o conselho regional não assuma essa tarefa de verificação, a instituição deverá buscar diretamente a faculdade que emitiu o diploma e receber um documento oficial atestando a validade do documento, conforme descrito na explicação do termo verificação, que segue abaixo.

Determinação de membros do corpo médico

Padrão SQE.9
O hospital tem um processo uniforme para obter as credenciais dos membros do corpo médico com permissão para prestar cuidados de paciente sem supervisão.

Padrão SQE.9.1
A formação educacional dos membros do corpo médico, licença/registro e outras credenciais exigidas por lei ou regulamentos e o hospital são verificadas e mantidas atualizadas.

Padrão SQE.9.2
Há um processo de decisão uniforme e transparente para a nomeação inicial de membros do corpo médico.

Credenciais são documentos emitidos por uma entidade reconhecida para indicar a conclusão de requisitos ou o cumprimento de requisitos de aptidão, como um diploma de uma faculdade de medicina, carta ou certificado de conclusão de treinamento de especialização (residência), conclusão de requisitos de uma organização profissional médica, uma licença para exercer a medicina ou reconhecimento da inscrição em um conselho médico ou odontológico. Esses documentos, alguns dos quais são exigidos por lei ou regulamentos, mas alguns pela política do hospital, devem ser confirmados na origem da emissão do documento.

Corpo médico é composto por todos os médicos, dentistas e outros profissionais licenciados para exercer a medicina de maneira independente (sem supervisão) e que prestam serviços preventivos, curativos, restauradores, cirúrgicos, de reabilitação ou outros serviços médicos ou odontológicos aos pacientes ou que prestam serviços interpretativos para pacientes, como serviços de patologia, radiologia ou laboratório. Todas as classificações de nomeação, todos os tipos e níveis de profissionais (empregado, honorário, contrato, visitante e membro da equipe privados da comunidade), estão incluídos.

Verificação é o processo de conferir a validade e a integridade de uma credencial com a fonte que a emitiu. Esse processo pode ser realizado por uma consulta a um banco de dados on-line seguro, por exemplo, de indivíduos licenciados na cidade ou no país do hospital. O processo também pode ser realizado documentando uma conversa telefônica com a fonte emissora ou enviando uma consulta por e-mail ou carta convencional para a fonte. A verificação de credenciais de fora do país pode ser mais complexa e, em alguns casos, impossível. Deve, contudo, haver evidências de um esforço digno de crédito para verificar as credenciais.

É importante compreender o processo de emissão de algumas credenciais. Por exemplo, o órgão governamental que emite a licença de prática baseia suas decisões em algum ou todos os seguintes itens: verificação de formação, um exame de competência, treinamento por uma associação da especialidade médica ou associação e pagamento de taxas? Além disso, se a internação em um programa de especialização se basear na verificação da formação e da experiência até o momento, o hospital não precisa verificar a formação novamente. O processo usado pelo órgão governamental é documentado pelo hospital. Se o hospital não tem o conhecimento direto do processo usado pelo órgão para verificar a formação, ou o hospital nunca teve a oportunidade de verificar que o órgão realiza o processo como descrito, então o hospital precisa realizar sua própria verificação.

O termo privilégio também foi redefinido pelo manual, buscando apropriá-lo ao contexto de organização do corpo médico. Conceder privilégio significa garantir que o médico somente realize aquilo que, de fato, tem competência comprovada para executar. Por exemplo, um profissional especializado em cardiologia deve ter competências específicas ou habilidades comprovadas para realizar procedimentos de alta complexidade como transplantes ou exames/tratamentos intervencionistas de risco. Não se trata de proibir prática médica, mas, sim, de buscar a total certeza de que a atuação do médico será feita sob condições técnicas e profissionais consideradas adequadas e seguras.

A atribuição de privilégios clínicos do corpo médico:

Padrão SQE.10
O hospital tem um procedimento padronizado, objetivo, baseado em evidências para autorizar membros do corpo médico a internar e tratar pacientes e/ou prestar outros serviços clínicos de acordo com suas qualificações.

Propósito do SQE.10
A determinação da competência clínica atual de um membro do corpo médico e a tomada de decisão quanto aos serviços clínicos nos quais cada membro do corpo médico terá permissão para atuar, chamada frequentemente de privilégio, é a determinação mais crítica que um hospital fará para proteger a segurança dos pacientes e para aprimorar a qualidade de seus serviços clínicos.

Em cada área de especialização, o processo de definição de privilégio é uniforme, porém, esse processo pode não ser o mesmo em todas as áreas de especialização. Portanto, os privilégios serão diferentes para cirurgiões gerais, pediatras, dentistas ou radiologistas, por exemplo. No entanto, em cada um desses grupos, o processo para definição de privilégio será padronizado. Para profissionais de saúde familiar, profissionais de cuidados primários e outros que prestam diversos serviços de medicina geral, obstetrícia, pediatria, entre outros, a definição do privilégio desses profissionais de saúde identifica quais serviços de "especialização" podem ser prestados.

O requisito que tem sido considerado de maior dificuldade de aplicação pelas instituições é o que trata da necessidade da avaliação de desempenho de cada médico que compõe o corpo médico. Nessa quinta edição do manual, os aspectos de avaliação foram reorganizados e agora estão definidos em três categorias que são: comportamento, crescimento profissional e resultados clínicos, conforme o padrão apresentado abaixo.

Monitoramento e avaliação contínuos dos membros do corpo médico.

Padrão SQE.11
O hospital usa um processo padronizado contínuo para avaliar a qualidade e a segurança do cuidado ao paciente, prestado por cada membro do corpo médico.

Propósito do SQE.11
Monitoramento e avaliação contínuos integram o processo de acúmulo contínuo e de análise de dados e informações sobre comportamentos, crescimento profissional e resultados clínicos de membros do corpo médico. O líder do departamento/serviço é responsável pela integração de dados e informações sobre o corpo médico e por tomar as providências apropriadas. Providências imediatas podem ser aconselhar o membro da equipe, colocá-lo sob supervisão, limitar privilégios ou outras medidas destinadas a limitar riscos aos pacientes e melhorar a qualidade dos cuidados e da segurança do paciente.

O monitoramento e a avaliação contínuos de membros do corpo médico fornecem informações críticas para o processo de manutenção da participação no corpo médico e o processo de concessão de privilégios clínicos.

O monitoramento e a avaliação contínuos dos membros do corpo médico abrangem três áreas gerais - comportamentos, crescimento profissional e resultados clínicos.

O *feedback* da equipe por meio de avaliações e outros mecanismos pode moldar comportamentos desejados e pode oferecer suporte a exemplos para o corpo médico. Uma avaliação de comportamentos pode incluir:

- Avaliação para detectar se um membro do corpo médico compreende e apoia o código de comportamento do hospital e identificação de comportamentos aceitáveis e inaceitáveis;

- Uma ausência de comportamentos relatados pelo membro do corpo médico que sejam identificados como inaceitáveis; e

- Coleta, análise e uso de informações e dados das avaliações da equipe e de outras fontes em relação à cultura de segurança no hospital.

Os membros do corpo médico crescem e amadurecem como as organizações nas quais praticam evoluem, introduzindo novos grupos de pacientes, tecnologias e ciência clínica.

Cada membro do corpo médico, em diferentes graus, refletirá o crescimento e a melhoria nas seguintes dimensões importantes de cuidados médicos e prática profissional: Conhecimentos médicos/clínicos, incluindo conhecimento estabelecido e em desenvolvimento sobre ciências biomédicas, clínicas, epidemiológicas e comportamentais sociais, bem como a aplicação de conhecimentos para cuidados de paciente e formação de outros (as medidas em potencial incluem a aplicação de diretrizes de prática clínica, incluindo a adaptação e a revisão de diretrizes, participação em conferências profissionais e publicações).

O monitoramento e o processo de avaliação contínuos de um membro do corpo médico revisam informações comuns a todos os membros do corpo médico, bem como informações específicas relacionadas a privilégios clínicos do membro e serviços prestados por sua especialidade.

Em resumo, o processo de monitoramento e avaliação contínuos de membros do corpo médico:

• É padronizado por tipo de membro do corpo médico e/ou departamento ou unidade de serviços clínicos;

• Usa dados e informações de monitoramento para que comparações internas reduzam a variação em comportamentos, crescimento profissional e resultados clínicos;

• Usa dados e informações de monitoramento para comparações externas com as melhores práticas disponíveis, objetivas, baseadas em evidência ou fontes de padrão de referência de dados e informações clínicas de resultados;

• É conduzido pelo chefe do departamento ou serviço do indivíduo, pelo gerente médico sênior ou por um corpo médico de análise;

• Inclui monitoramento e avaliação do corpo médico sênior e dos chefes de departamento por um profissional adequado; e

• Fornece informações que serão documentadas no arquivo do membro do corpo médico, incluindo os resultados das análises, as providências tomadas e o impacto das providências em privilégios (se houver).

O que é importante destacar como ação prática para implementar esses padrões?

1. Defina um grupo de trabalho com a participação integral dos membros da direção clínica ou médica e representantes de especialidades consideradas chave ou de maior atuação nos serviços da instituição.

2. Defina e estabeleça critérios de seleção de membros para o corpo médico, segundo o perfil de atuação ou a especialidade, identificando os tipos de credenciais necessárias para a atuação do médico nas unidades e serviços da instituição.

3. Defina procedimentos e requisitos para o processo de credenciamento do médico ao corpo clínico ou para sua contratação como vínculo profissional direto.

4. Selecione e indique, sob o consenso dos representantes do grupo constituído no item 1 ou outros a critério, uma comissão de análise e aprovação de membros para o corpo médico, sob a coordenação da direção clínica da instituição.

5. Selecione e indique, sob o consenso dos representantes do grupo constituído no item 1, um coordenador ou gerente médico que seja responsável pelas questões de ordem operacional diária dos serviços médicos na instituição, criando uma instância de gestão direta e de interlocução com os profissionais que atuam nas unidades e serviços. Esse profissional poderá ser responsável pelo monitoramento das concessões de privilégios e pela coleta e consolidação dos dados de avaliação dos médicos.

6. Defina e estabeleça um documento normativo que descreva, por atuação profissional e/ou por especialidades, os tipos de atividades, procedimentos e tratamentos que cada médico pode realizar dentro das unidades e serviços da instituição. Devem ser criadas formas e instrumentos de controle para verificar a correspondência dos privilégios com a atuação do médico na instituição. Por exemplo, estabelecer listas de médicos, com respectivos CRM e privilégios concedidos pela instituição para o centro cirúrgico, centro diagnóstico e serviço de farmácia, para que as marcações de cirurgias, de procedimentos diagnósticos ou terapêuticos e prescrições médicas somente sejam autorizadas se o médico apresentar o privilégio correspondente para realizar tais ações.

7. Defina e estabeleça formas e meios para verificação de documentos na fonte primária.

8. Defina e estabeleça critérios para realizar a avaliação de desempenho de cada médico, segundo as áreas descritas no padrão SQE. 11 acima. Na área de resultados clínicos deve ser considerado o uso de indicadores específicos como taxas de infecção, mortalidade, tempo de permanência, solicitação de pareceres, solicitação de sangue, solicitação de exames, seguimento de protocolos e diretrizes clínicas, prescrições médicas revisadas, entre outros.

9. Defina e estabeleça a forma e o instrumento de avaliação individual dos médicos, considerando a configuração baseada nas três áreas descritas no SQE. 11. Essa avaliação deve ser realizada uma vez por ano e seus resultados devem constar da ficha individual do médico, incluindo as decisões que foram tomadas quando o médico não atende de forma satisfatória aos parâmetros definidos pelos indicadores e, na comparação com seus pares com atividades similares, o seu desempenho é considerado abaixo da média. O responsável pelo processo de avaliação deve fazer a anotação na ficha do médico sobre a informação de sua avaliação e sobre os resultados obtidos após as ações de melhoria propostas para seu enquadramento nos limites considerados satisfatórios. Na ficha também deve constar a ciência do médico sobre as fases de seu processo de avaliação.

A seguir, passo a apresentar algumas considerações e abordagens práticas para os demais capítulos do *Manual Hospitalar da JCI* com padrões com foco na administração de instituições de saúde, que serão detalhados futuramente, em novas e oportunas publicações.

Capítulo Prevenção e Controle de Infecções (PCI)

Esse capítulo aborda os principais conjuntos de processos e atividades que estão descritos nos padrões de PCI, que estão organizados pelos temas seguintes:

• Liderança e coordenação do programa

- Foco do programa

- Procedimentos de isolamento

- Técnicas de barreira e higiene das mãos

- Integração do programa com a melhoria da qualidade e segurança do paciente

- Educação dos profissionais sobre o programa

Os padrões e requisitos desse capítulo se refletem em grande parte nas definições e exigências dos órgãos oficiais e regulamentadores como o Ministério da Saúde e a Anvisa. Os aspectos centrais dos padrões se pautam na indicação e qualificação dos responsáveis pela coordenação e desenvolvimento do programa institucional de prevenção e controle de infecções, assim como na capacitação dos profissionais em geral, visando alcançar o melhor grau de desempenho na redução efetiva do risco de infecções. As estratégias de ações devem ser ampla e periodicamente revisadas e divulgadas, uma vez que a instituição passa por mudanças ou tem uma dinâmica de processos que incorporam novas situações de risco que podem comprometer os resultados de controle de infecção não só para os pacientes, como também para os profissionais de saúde.

Uma abordagem prática a ser considerada é a definição de um programa abrangente e efetivo, que oriente ações de vigilância com foco nas áreas ou processos identificados como de maior risco, como unidades cirúrgicas ou intensivas, assim como ocorrências de infecções relevantes como as de trato respiratório ou trato urinário, no uso de dispositivos invasivos intravasculares e de organismos resistentes. Esse programa deve ser compartilhado, especialmente, entre as lideranças das áreas clínicas da instituição, possibilitando ampliar o seu alcance e capacidade de aplicação, uma vez que essas lideranças são aquelas que efetivamente monitoram as atividades desenvolvidas nas unidades e serviços da instituição. Esse programa pode ser melhor desenvolvido se definidos profissionais que atuem como elos de disseminação dentro de cada unidade ou serviço que presta cuidado ao paciente.

Capítulo Gerenciamento e Segurança das Instalações (FMS)

Esse capítulo aborda as seguintes áreas de desempenho, ou seja, os principais conjuntos de processos e atividades que estão descritos nos padrões de FMS:

- Liderança e planejamento

- Segurança e proteção

- Materiais perigosos

- Preparação para desastres

- Segurança contra incêndio

- Tecnologia médica

- Sistemas de infraestrutura

- Monitoramento do programa de gerenciamento das instalações

- Educação dos profissionais

O capítulo FMS tem se apresentado como um grande desafio para as instituições de saúde, uma vez que apresenta requisitos que vão além de exigências legais ou regulamentares. As leis e regulamentos devem ser integralmente cumpridos como determinado pelas esferas federais, estaduais e municipais. No entanto, aspectos de gerenciamento são também tratados pelos padrões, condicionando a definição de um programa global de segurança das estruturas e das instalações. O desenho e a implementação desse programa devem ter caráter multiprofissional, não incluindo somente profissionais de áreas administrativas como de manutenção, de segurança patrimonial ou de engenharia civil, mas também profissionais como engenheiros clínicos e representantes de áreas assistenciais, incluídos médicos e outros profissionais de saúde. A perspectiva é que se constitua um conhecimento mais amplo e apropriado das instalações, entendendo como elas se relacionam com a qualidade e a segurança dos cuidados prestados aos pacientes.

Como descritos nas áreas de desempenho do capítulo, as questões relacionadas a desastres e incêndios devem ser criteriosamente consideradas como parte do programa e do planejamento das ações de segurança das instalações. A dica prática nessa oportunidade é a criação de um comitê ou comissão de gestão de segurança, de caráter multiprofissional, que deverá ter representantes das áreas administrativas e assistenciais das instalações, os quais serão responsáveis por discutir, buscar identificar os principais elementos descritos nos padrões do capítulo e elaborar um programa de gerenciamento para a segurança das instalações e estruturas prediais. Uma necessidade é a definição e realização de simulados para situações de emergências, epidemias, desastres ou catástrofes internas ou externas, que comprometam o funcionamento dos serviços ou a segurança dos pacientes, profissionais ou outros que circulem na instituição. Esse simulado deve ser feito em unidades assistências e administrativas e deve servir como base para melhoria da segurança em geral.

Capítulo Gerenciamento da Informação (MOI)

Esse capítulo aborda as seguintes áreas de desempenho, ou seja, os principais conjuntos de processos e atividades que estão descritos nos padrões de MOI:

- Gestão de informações

- Gestão e implementação de documentos

- Prontuário clínico do paciente

O gerenciamento da informação deve ser considerado uma das funções de maior relevância no processo de gestão de uma instituição. Ter a capacidade de se utilizar de forma eficiente de seus bancos de dados e transformá-los em informação útil não é uma prática comum observada como resultado das avaliações externas que realizamos nas instituições de saúde. O percentual de não conformidades identificado nas avaliações externas iniciais é significativo, no patamar de 40% a 50%. Nesse conjunto de não conformidades se enquadra o principal documento utilizado em uma instituição de saúde, qual seja, o prontuário clínico do paciente. A inexistência, a insuficiência ou a inadequação dos dados registrados em prontuários é alarmante. A falta de um formato ou conteúdo definido e ainda de formulários padronizados são também evidências comuns identificadas pelos avaliadores. Outra não conformidade é a falta de ação regular ou efetiva ou mesmo a inexistência de uma comissão de revisão de prontuários. Os padrões do capítulo também tratam da necessidade de se estabelecer níveis de autorização para acesso aos dados e informações do paciente, assim como para a definição de siglas e símbolos que podem ou não ser utilizados pelos profissionais nos registros de dados nos prontuários.

Uma abordagem prática para esse capítulo é a definição e implantação de uma comissão de revisão de prontuários, de composição multiprofissional, incluindo representantes das categorias profissionais que fazem anotações ou registros nos prontuários. Essa comissão deve ter um regimento escrito e uma coordenação ativa para garantir que um processo regular de controle e de verificação da qualidade do prontuário seja realizado, assim como para cuidar dos aspectos legais relacionados ao uso dos prontuários pelos pacientes, pelos profissionais e pela instituição. A comissão deve também definir o formato, o conteúdo, a padronização dos formulários e as autorizações para a entrada de dados ou manuseio dos prontuários por profissionais da instituição. A revisão de prontuários deve respeitar uma periodicidade, assim como uma amostra que seja estatisticamente representativa e que inclua prontuários de pacientes ainda internados e daqueles que já receberam alta/óbito ou foram transferidos para outras instituições. Os dados coletados pela revisão regular devem ser analisados e utilizados como base para a melhoria contínua da qualidade e utilidade do prontuário clínico do paciente. Uma dica é utilizar o modelo de formulário de revisão de prontuários apresentado no *Guia de Orientação da Avaliação* fornecido às instituições que estão integradas em um projeto de educação ou já são acreditadas pelo CBA-JCI.

Aqui encerro este meu primeiro trabalho, esperando ter contribuído com minha experiência, por meio do conteúdo apresentado. Minhas perspectivas estão na oportunidade de que, mais do que trazer inspirações teóricas por meio de um livro, eu possa motivar e mobilizar o maior número de leitores a vencer suas dúvidas e resistências e acreditar, de verdade, na possibilidade de mudar e construir melhorias para garantir mais qualidade e mais segurança no cuidado prestado ao paciente no dia a dia.

Deixo minha mensagem final: adote novos comportamentos e tenha atitudes positivas!!!

Obrigado por seu tempo e atenção.
Contatos: hjcosta.heleno@gmail.com – Telefones: 21-3299-8200/8207 e 11- 3821-5941

Referências

Alves dos Santos, MMPC. Metodologia do Rastreador: avaliação pelos profissionais de saúde / Maria Manuela Pinto Carneiro Alves dos Santos. – Orientadora: prof.ª dr.ª Ligia Gomes Elliot. Coorientador: prof. dr. Artur Marecos Parreira. Dissertação (Mestrado Profissional em Avaliação) - Rio de Janeiro: Fundação Cesgranrio; 2012.

Associação Brasileira de Enfermagem. Revista Brasileira de Enfermagem. vol.59 no.1 Brasília Jan./Feb. 2006.

Brawer C. (2001). Champions of quality in health care: a history of the Joint Commission on Accreditation of Healthcare Organizations.

Contandriopoulos AP, Champagne F, Denis JL & Pineault R, 1997. A avaliação na área de saúde: Conceitos e métodos. In: Avaliação em Saúde: Dos Modelos Conceituais à Prática na Análise da Implantação de Programas (Z. M. A. Hartz, org.), pp. 29-47, Rio de Janeiro: Editora Fiocruz.

Donabedian A. The quality of medical care: how can it be assessed? JAMA. 1988;260(12):1743-48.

Donabedian A. The seven pillars of quality. Arch. Phatol. Lab. Med. 1990.

Donabedian A. Basic approaches to assessment: structure, process and outcome. In: Donabedian A. Explorations in Quality Assessment and Monitoring. Michigan (USa): Health Administration Press; 1980.

Filho JRCB. Segurança do Paciente no Cenário Mundial e no Brasil: uma Breve Revisão Histórica. In: FONSECA, Ariadne da Silva (Org.). Segurança do Paciente. São Paulo: Martinari, 2014.

Júnior HC. Avaliação do instrumento do programa nacional de avaliação de serviços de saúde (PNASS). 2013. 98f. Dissertação (Mestrado em Avaliação). Rio de Janeiro: Fundação Cesgranrio; 2013.

Mezomo JC. Gestão da qualidade na saúde: princípios básicos. São Paulo: UNG;2001.

Noronha JC, Junior HC & Souza P. Acreditação. In: Mendes, W & Sousa, P. Segurança do Paciente – Criando Organizações Seguras. Rio de Janeiro: Editora Fiocruz; 2014.

Rooney AL & van Ostenberg PR. 1999. "Licensure, Accreditation, and Certification:Approaches to Health Services Quality," Quality Assurance Methodology Refinement Series, USAID.

Small H. Florence Nightingale: Avenging Angel. Second Edition. Knowledge Leake. London – 2013.

Sousa P, Uva AS, Serranheira F, Nunes C, Leite ES. Estimating the incidence of adverse events in Portuguese hospitals: a contribution to improving quality and patient safety. BMC Health Services Research 2014;14:311.

Worthen BR, Sanders JR, Fitzpatrick JL. Avaliação de programas: concepções e práticas. Tradução: Dinah de Abreu Azevedo. São Paulo: Gente; 2004.

Sites

Accreditation Canada. [Internet]. Disponível em: <http://www.accreditation.ca/our-history>.

Accreditation Committee for Healh Care – ACHC. [Internet]. Disponível em: <http://www.achc.org/getting-started/what-is-accreditation>.

Accreditation Association for Ambulatory Health Care – AAAHC. [Internet]. Disponível em: <http://www.aaahc.org/en/my-care/>.

Agency for Healthcare Research and Quality's. [Internet]. Disponível em: <http://www.ahrq.gov/cpi/about/index.html>.

American College of Surgeons – USA. [Internet]. [citado 20 mai 2014]. Disponível em: <http://www.facs.org/archives/minimumhighlight.html>.

Association of American Medical Colleges [Internet]. Disponível em: <https://www.aamc.org/initiatives/cei/te4q/>.

Avedis Donabedian Instituto Universitário Universidade Autônoma de Barcelona. [Internet]. Disponível em: <http://www.fadq.org/Investigaci%C3%B3n/ProfesorDonabedian/tabid/168/Default.aspx>.

Biography on line. [Internet]. Disponível em: <http://www.biographyonline.net/humanitarian/florence-nightingale.html>.

British Medical Journal- BMJ Quality & Safety. [Internet]. Disponível em: <http://qualitysafety.bmj.com/content/11/1/104.full>.

Canadian Patient Safety Institute (CPSI). [Internet]. Disponível em: <http://www.patientsafetyinstitute.ca/english/research/commissionedresearch/economicsofpatientsafety/documents/economics%20of%20patient%20safety%20-%20acute%20care%20-%20final%20report.pdf>.

Características de eventos adversos evitáveis em hospitais do Rio de Janeiro" Walter Mendes, Claudia Travassos e Monica Martins entre outros. [Internet]. Disponível em: <http://proqualis.net/artigo/características-de-eventos-adversos-evitáveis-em-hospitais-do-rio-de-janeiro#.U_YwmmZ0y1t>.

Crossing the Quality Chasm: A New Health System for the 21st Century. [Internet]. Disponível em: <http://www.iom.edu/Reports/2001/Crossing-the--Quality-Chasm-A-New-Health-System-for-the-21st-Century.aspx>.

FMEA Info Centre - Failure Mode and Effect Analysis. [Internet]. Disponível em: <http://www.fmeainfocentre.com/>.

History of Health Services Research Project Interview with Avedis Donabedian. Ann Arbor, Michigan Conducted by Edward Berkowitz. April 16, 1998. [Internet]. Disponível em: <http://www.nlm.nih.gov/hmd/nichsr/donabedian.html>.

Institute for Health Improvement. [Internet]. Disponível em: <http://www.ihi.org/about/pages/history.aspx>.

International Society for Quality in Healthcare- ISQUA. [Internet]. Disponível em:< http://www.isqua.org/who-we-are/timeline>.

Joint Commission International (JCI). [Internet]. Disponível em: <http://www.jointcommissioninternational.org>.

National Quality Forum. [Internet]. Disponível em: <http://www.qualityforum.org/story/About_Us.aspx>.

National Integrated Accreditation for Healthcare Organizations- NIAHO. [Internet]. Disponível em: <http://www.dnvba.com/br/Certificacao/Sistemas--de-Gestao/saude/Pages/niaho.aspx>.

New England Shoulders & Elbow Society- NESES. [Internet]. Disponível em: <http://neses.com/e-amory-codman-pioneer-new-england-shoulder-surgeon/>.

Organização Nacional de Acreditação (ONA). [Internet]. Disponível em: <http://www.ona.org.br>.

PROADESS - Fundação Oswaldo Cruz. [Internet]. Disponível em: <http://www.proadess.icict.fiocruz.br>.

Programa Nacional de Segurança do Paciente (PNSP)- MS. [Internet]. Disponível em: <http://bvsms.saude.gov.br/bvs/saudelegis/gm/2013/prt0529_01_04_2013.html>.

Resolução da Diretoria Colegiada número 36 da Agência Nacional de Vigilância Sanitária (ANVISA), de 25 de julho de 2013. [Internet]. Disponível em: <http://bvsms.saude.gov.br/bvs/saudelegis/anvisa/2013/rdc0036_25_07_2013.html>.

The Australian Council on Healthcare Standards- ACHS. [Internet]. Disponível em: <http://www.achs.org.au/about-us/what-we-do/what-is-accreditation>.

The Joint Commission (TJC). [Internet]. Disponível em: <http://www.jointcommission.org/sentinel_event_data_general>.

The 5 Million Lives Campaign – IHI (Campanha para Salvar 5.000.000 de vidas). [Internet]. Disponível em: <http://www.ihi.org/Engage/Initiatives/Completed/5MillionLivesCampaign/Pages/default.aspx>.

The 100,000 Lives Campaign (Campanha para Salvar 100.000 de vidas), liderada pelo Institute for Health Improvement (IHI) dos Estados Unidos. [Internet]. Disponível em: <http://www.ihi.org/Engage/Initiatives/Completed/5MillionLivesCampaign/Documents/Overview%20of%20the%20100K%20Campaign.pdf>.

WHO Collaborating Centre for Patient Safety. [Internet]. Disponível em: <http://www.who.int/patientsafety/newsalert/issue2/en/>.

WHO Multi-professional Patient Safety Curriculum Guide. [Internet]. Disponível em: <http://www.who.int/patientsafety/education/curriculum/en/>.